ANESTHESIOLOGY

麻醉
百问通

主　编　黑子清　陈潮金

副主编　姚伟锋　许　涛　张还添

编　者（按姓氏汉语拼音排序）

陈景晖　戴彬妍　龚圣原　郭　玥　郭雅勤　韩　雪

贺晖阳　纪嘉铭　贾　杰　金锐婷　劳佳恩　李爱源

林勇凯　刘若语　刘云盼　卢家媚　罗雀华　倪晶晶

盛天强　唐燕来　王　茜　王艳玲　王益敏　吴煜桢

邢纪斌　熊　玮　熊二峰　闫　含　曾思洋　张奕涵

张岳农　郑　彬　郑俊奕　郑志楠　钟伟龙　周少丽

组织单位

广东省麻醉医学临床医学研究中心

广州市青年科技工作者协会

人民卫生出版社

·北　京·

图书在版编目（CIP）数据

麻醉百问通 / 黑子清，陈潮金主编. -- 北京 ：人民卫生出版社，2024. 7. -- ISBN 978-7-117-36488-1

Ⅰ．R641-49

中国国家版本馆 CIP 数据核字第 2024YK2672 号

人卫智网	**www.ipmph.com**	医学教育、学术、考试、健康，购书智慧智能综合服务平台
人卫官网	**www.pmph.com**	人卫官方资讯发布平台

麻醉百问通
Mazui Baiwentong

主　　编：黑子清　陈潮金
出版发行：人民卫生出版社（中继线 010-59780011）
地　　址：北京市朝阳区潘家园南里 19 号
邮　　编：100021
E - mail：pmph @ pmph.com
购书热线：010-59787592　010-59787584　010-65264830
印　　刷：北京顶佳世纪印刷有限公司
经　　销：新华书店
开　　本：710×1000　1/16　印张：7
字　　数：126 千字
版　　次：2024 年 7 月第 1 版
印　　次：2024 年 10 月第 1 次印刷
标准书号：ISBN 978-7-117-36488-1
定　　价：56.00 元

打击盗版举报电话：**010-59787491**　**E-mail：WQ @ pmph.com**
质量问题联系电话：**010-59787234**　**E-mail：zhiliang @ pmph.com**
数字融合服务电话：**4001118166**　**E-mail：zengzhi @ pmph.com**

麻醉百问"通"什么？

有幸提笔为《麻醉百问通》写序，映入脑中的三个问题是：此书于读者是何种意义上的存在？是什么原因促使患者去购买这本书来阅读？此书是否能帮助读者更好地了解"麻醉"？

关于第一问，我的感受是，虽然麻醉医生每年都在开展以中国麻醉周为中心的科普工作，在我认识的朋友中依然会有类似于"我做完手术之后就记性不好了"等误解。所以，我想此书真正的价值或许就是，我们尝试先从回答第一批 100 个问题开始，直至能回答完读者大多数问题的那一天。

关于第二问，我是将自己带入读者的视角所思考的，我给自己的答案是"大家需要这样一本书"。因为即使是作为一名麻醉医生的我，在术后遇到不适时，仍旧希望我的主麻醉医生能解答我的疑虑，更何况普通大众呢？

关于第三问，我是站在麻醉医生的角度上来思考的，我们不能奢望通过此书一次解答读者们的各种"天马行空"的疑问，但本书至少是一次相当有价值的尝试。我非常期待有一天，中国的麻醉门诊中都能常备这样的书，能让患者在得到医生解答之后依旧能通过书本更深刻地理解手术治疗与麻醉的相关知识，从而在某种程度上缓解患者的紧张情绪。

这本书的目的是尽量全面、准确地提供信息，帮助患者和家属了解手术和麻醉的部分全貌，减轻他们的恐惧和焦虑，增强他们对医疗团队的信任，而这往往是最终促成更好的手术体验和康复过程的关键。

大家会发现本书已经收纳的 100 个问题本身就来自麻醉医生日常工作中面对的患者及家属的提问。虽然作者团队已经尽可能地将关注点放在最常见、被问频次最高、适用于大多数手术治疗情况的问题，但是本书依旧无法完全适用于当下的所有手术，更何况科技手段仍然在不断迭代更新，医疗技术发展也日新月异。我辈麻醉医生应当清楚地意识到，回答患者及家属的提问，是每一位麻醉医生职业生涯中重要的工作。

虽然一百个问题或许无法全面地解答读者所有疑惑，但我相信麻醉医生既然能答一百个，未来就能回答更多个。此书是我们抛出的"砖"，希望能引来更多关注这些问题的专家教授、同道朋友、患者及家属给我们的"玉"。这是"从 1 到 100"的迈开腿的第一步，却绝不会只有这一步。只要麻醉学还能为患者的身体健康及生活幸福提供救治与帮助，那未来这个数字就可以是无限大。这不是一个梦想，而是一个需要我们达成的实际目标。

最后，要感谢黑子清教授、陈潮金教授所领导的编写团队为此书付出的时间与努力。希望能为所有需要接受麻醉手术的患者及家属、对医学麻醉学感兴趣的读者、初接触麻醉学的医学生等，以问答的形式提供清晰准确的麻醉学知识。帮助大家如同像分辨"一次性牙刷""普通牙刷""电动牙刷"般找到自己所需的知识，如能达到此效果，我辈麻醉医生的努力才算是不忘初心，不负韶华。

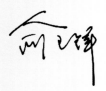

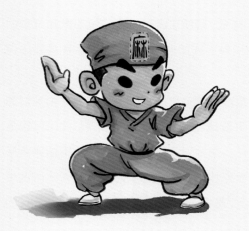

主编刊前辞

"麻醉是什么?""为什么要麻醉?""麻醉的过程是怎么样的?""经历过全身麻醉之后会不会变傻?""麻醉还能治病?"这些在专业医疗工作者眼中也许很"傻"的问题,却是大众普遍存在的疑问。在科技日新月异的今天,麻醉学作为医学领域的重要分支学科,其深奥与神秘常常让人望而生畏。然而,正是这份神秘与未知,激发了我们对麻醉学的探索与追求。

如果可以通过浅显易懂的方式,让大众也能系统了解麻醉学的专业知识,了解不同麻醉方式的选择依据、实施过程、风险与效果等,或许可以更好地帮助公众认识和理解"麻醉",从而在需要时能够做出科学的决策。当患者对麻醉过程有基本的了解后,他们可以更准确地表达自己的需求和担忧,与医生进行更有效的沟通。这有助于医生更好地了解患者的状况和需求,制订更合适的治疗方案,从而提高治疗效果和患者满意度。

带着解决这些问题的使命,本书的编辑团队通过对麻醉专业知识进行归纳浓缩,对临床工作进行经验总结,由广东省麻醉医学临床医学研究中心、广州市青年科技工作者协会的医生团队撰写出本书的初稿,并经相关专家多次审阅修改,最终成书。旨在为需要接受麻醉的手术患者及家属、对医学麻醉学感兴趣的读者、初接触麻醉学的医学生等,以问答的形式提供清晰准确的麻醉学知识。

本书在编写过程中,编写团队创新设计了麻醉医狮、麻小侠、麻医馆等多个具有岭南文化特色的科普形象,结合生动与活泼的配图和语言,力求让每一位读者都能感受到麻醉学的魅力与趣味。相信通过本书的阅读,读者将能够更加深入地了解麻醉学,从而在日常生活中更好地关注自身健康。

最后,我们要感谢所有为本书编写付出辛勤努力的作者和编辑们,感谢曹铭辉、冯霞、靳三庆、宋兴荣、黄乔东、林道炜、王寿平等教授对本书的审校工作。他们的专业精神和严谨态度,使得这本书能够成为一本真正有价值的麻醉科普读物。同时,我们也要感谢广大读者对本书的信任与支持,是你们的关注与期待,让我们有动力不断前行。

　　在这个充满机遇与挑战的时代，我衷心希望这本书能够成为您了解麻醉学的良师
益友，为您的生活带来一份知识与智慧的收获。让我们共同期待一个更加美好、更加
健康的未来！

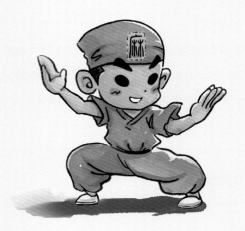

目　录

第三章　术中麻醉与输血　/ 23

第四章　术中疼痛与康复　/ 31

第五章　无痛分娩　/ 41

第六章　无痛胃肠镜　/ 51

第七章　其他无痛诊疗　/ 57

第八章　麻醉与疼痛门诊　/ 69

第九章　麻醉与睡眠障碍　/ 81

第十章　麻醉治疗　/ 89

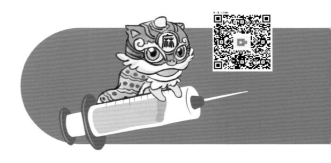

第一章
认识麻醉

受伤的小明躺在手术床上，看着陌生的环境，冷汗直冒，心里紧张又恐惧，戴着帽子和口罩的麻醉医生走来安慰说："小伙子，别紧张，深呼吸。"小明深呼吸几次后就昏睡过去，再醒来时手术已经结束了。疑惑的小明很好奇眼睛一闭一睁之间到底发生了什么，麻醉医生打一针就完事了？为了揭开麻醉神秘的面纱，小明在麻醉医生术后随访时，一连串地问了很多问题。

第1问 什么是麻醉？

小明：医生，手术前和您没说上几句话我就睡过去了，麻醉怎么如此神奇？

医生：小伙子，想知道麻醉的神奇得先知道什么是麻醉。麻醉，是通过注射或者吸入药物等方式使患者整体或局部暂时失去知觉，达到手术时无痛的效果，并调控恢复过程的一门学问。全身麻醉后，你处于无意识状态，感知觉都会丧失，也感受不到疼痛，就像醒酒后记不住醉酒时发生的事情一样。

小明：那以前没有麻醉的时候做手术岂不是得痛死？

医生：简单的风险低的手术也许还能忍，但难度大过程复杂的手术的疼痛程度是难以想象的。患者在手术过程中因疼痛难忍，有时甚至昏死过去，所以以前没有麻醉时做手术就是速度竞赛，医生为了让患者尽早结束痛苦，有时候6秒就完成了手术，但手术效果可想而知，死亡率也极高。直到1846年波士顿的牙科医生威

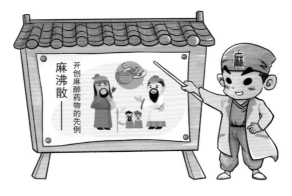

廉·莫顿公开演示乙醚吸入麻醉手术,这标志着现代麻醉的开端。

小明:这么神奇的麻醉药物是怎么发明的呢?

医生:麻醉药物其实可以追溯到石器时代,当时的砭石、骨针或竹针都被用来镇痛。后来东汉末年的华佗先生发明的"麻沸散"开创了麻醉药物的先例。1540年乙醚正式合成,并被指出具有消除疼痛的作用,被用在了越来越多的麻醉外科手术中。

Q&A 第2问　麻醉方式有哪些?

小明:那所有的患者都要睡着后才做手术吗?

医生:不是所有的手术都会完全失去意识的,我们将麻醉按照麻醉方法进行分类,主要分为全身麻醉(全麻)和局部麻醉(局麻)。全身麻醉是指麻醉药物通过呼吸吸入、静脉注射等方式进入人体内,然后让患者意识和全身痛觉消失,忘掉手术中的记忆,肌肉慢慢变松弛。而局部麻醉时,我们将局麻药应用于身体的某一个部位,让这个部位的神经传导功能暂时阻断,使这个部位暂时失去知觉,而患者的意识依然是清醒的。

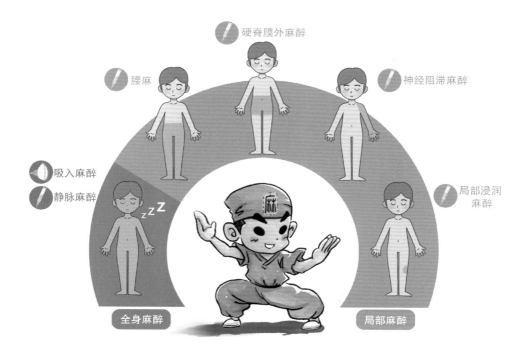

第3问　麻醉医生的工作，都包括哪些呢？

小明：好像一般提到麻醉医生都会想到手术室，那事实上，麻醉医生的工作都是在手术室内完成吗？

医生：并非这样，现在麻醉医生除了在手术室内为患者麻醉，还参与了临床上很多疾病的检查和治疗过程。手术室内麻醉主要是配合各类手术，时刻监测患者的生命体征，保证患者无痛和安全；手术室外麻醉主要是在产房、门诊等场所为那些接受身体检查或者手术治疗的患者提供麻醉，例如无痛分娩、无痛胃肠镜检查、无痛人流等。同时，麻醉医生也会出现在疼痛门诊、睡眠障碍门诊，利用麻醉技术治疗急慢性疼痛、睡眠障碍，甚至痤疮、抑郁症、渐冻症等；除此之外，麻醉医生还是急救复苏的能手，在很多急救场合也能见到麻醉医生的身影。

小明：真没想到，现在麻醉医生的工作居然这么多，而且要出门诊直接治疗疾病了！

麻醉医生的工作

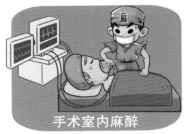

手术室内麻醉

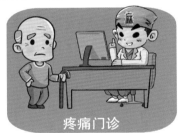

疼痛门诊

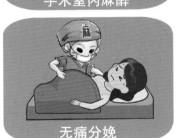

无痛分娩

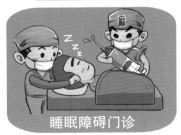

睡眠障碍门诊

第4问　常用的麻醉药都有哪些？

医生：想要了解麻醉，知道现代常用的麻醉药物的分类是必不可少的。

小明：确实，那医生我这次手术您都使用了哪几类麻醉药物呢？

医生：麻醉药物分为全身麻醉药、局部麻醉药和麻醉性镇痛药。在你的手术中使用的是全身麻醉药物，包括静脉麻醉药和吸入麻醉药。顾名思义，静脉麻醉药就是通过静脉注入体内的药物，包括丙泊酚、依托咪酯等；吸入麻醉药就是患者戴上面罩，通过呼吸把药物吸进肺里，包括七氟烷、地氟烷等。麻醉性镇痛药主要包括吗啡、芬太尼及其衍生物、羟考酮等阿片类镇痛药和曲马多等非阿片类镇痛药。

小明：那现代常见的局麻药有哪些呢？

医生：常用的局麻药分为短效、中效、长效的局麻药。短效局麻药常见的有普鲁卡因和氯普鲁卡因这两类，中效局麻药常见的有利多卡因，长效局麻药有罗哌卡因、布比卡因等。

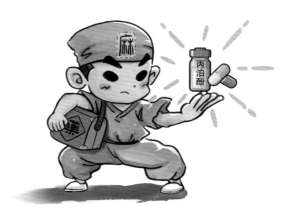

Q A 第 5 问　麻醉药的用量与酒量有关吗？

小明：医生，长期喝酒会影响麻醉吗？

医生：目前临床上还没有统一的定论。一方面，长期饮酒可能会影响肝脏的代谢功能，进而影响全身麻醉药物的代谢。目前临床上认为，酒量较大或者吸毒的人群，体内肝药酶（细胞色素 P450）增加，恰巧肝药酶也参与较多麻醉药物代谢过程，加速了麻醉药物的代谢，所以长期饮酒的患者进行静脉全麻时，我们会对需要通过肝脏代谢的麻醉药物适当加量，而醉酒后手术的患者须减小全麻药的药量。另一方面，如果患者长期饮酒已经引起肝功能不全了，那我们术中麻醉药追加与维持的剂量就会少于平时，以降低苏醒难度。长期饮酒对局麻药物的影响较小。

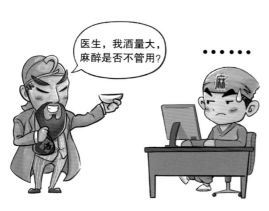

医生，我酒量大，麻醉是否不管用？

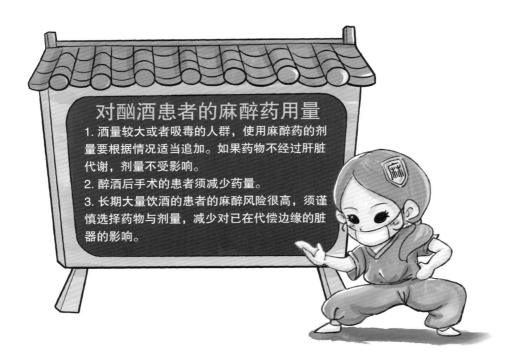

对酗酒患者的麻醉药用量

1. 酒量较大或者吸毒的人群，使用麻醉药的剂量要根据情况适当追加。如果药物不经过肝脏代谢，剂量不受影响。
2. 醉酒后手术的患者须减少药量。
3. 长期大量饮酒的患者的麻醉风险很高，须谨慎选择药物与剂量，减少对已在代偿边缘的脏器的影响。

第6问　全身麻醉过程中会做梦吗?

小明：医生，麻醉后我好像做了美梦，这是为什么呢？

医生：麻醉期间做梦是很常见的。如果你还记得做过的梦，那这个梦应该是麻醉后快要苏醒时做的，这时候麻醉比较浅；而在深麻醉过程中，你的大脑是兴奋抑制状态，一般不会做梦。大部分手术患者对手术过程的记忆都是完全空白的，这样就能遗忘不愉快的手术经历。有时候用了麻醉药之后，也会出现幻觉和飘飘欲仙的感觉，这有可能是你做美梦的原因。实际上全麻的时候有可能做美梦，也有可能做噩梦，美梦的概率大于噩梦，然而影响全麻期间梦境质量的相关因素目前还没有研究清楚。

小明：那所有做手术的人都会做梦吗？

医生：这不是绝对的，是否做梦受到很多因素的影响，例如麻醉药物的种类、麻醉的深度、患者的年龄等。有些镇静药能使患者忘记手术过程中发生过的事情，包括是否做梦；也有研究报道是否做梦与患者的年龄相关，年轻人容易做梦；前面提到，麻醉的深度也是影响是否做梦的因素，全身麻醉与正常生理睡眠的过程存在某些相似之处，浅麻醉是引起做梦的主要原因。如果麻醉医生给患者使用的麻醉药剂量让患者足够舒适，使得患者能缓慢恢复到清醒状态，患者就拥有了产生梦境的时间和空间。

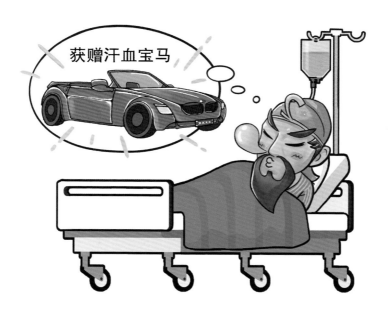

第7问　接受麻醉之后会不会对麻醉药上瘾？

小明：我曾经听说美国有人滥用芬太尼进行自我麻醉，并且对它上瘾了，但刚刚听您提到芬太尼是麻醉性镇痛药，那接受麻醉后我会不会也对它上瘾呢？

医生：这些阿片类镇痛药物确实容易让人上瘾；阿片类药物也曾经历滥用的阶段，所以大家都非常关注手术麻醉过程中使用的阿片类镇痛药的成瘾问题。我可以肯定地告诉你，在专业医生的指导下，无论是使用麻醉药还是镇痛药，对于患者来说，治疗期间的用药是不存在上瘾这一情况的。你刚刚提到

的这个例子，上瘾的真正原因是麻醉药物的滥用。每次麻醉过程中，麻醉医生都会合理控制麻醉药品的剂量，所以接受麻醉后是不会上瘾的。

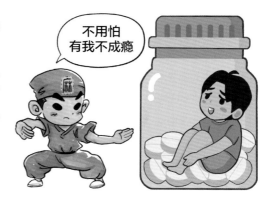

第8问 如果不想做全身麻醉，手术时有没有其他选择？

小明：医生，您前面提到我接受的是全身麻醉，那如果我不想做全身麻醉，我是不是就做不了手术了？

医生：你做的是下腹部的手术，如果不想全麻，也可以考虑局麻，例如椎管内麻醉，然后复合使用少量镇静药，术中你会舒服一点。一般情况下采用全麻，是因为在全麻状态下患者肌肉松弛、没有身体活动，有助于手术医生顺利完成操作，同时在麻醉时间上会更灵活自由。因为有时候手术时间过长，局麻的患者一直保持一个体位，自身也会比较难受。

小明：其实不想全麻主要是担心全麻会对大脑造成影响。

医生：我们前面提到过在全麻过程中使用的都是较为短效的麻醉药物，而且剂量是严格控制的，它对意识的抑制是可逆的，也就是说，停药之后随着药物的代谢，意识是会恢复到正常状态的，所以一般不会对大脑造成影响。

小明：那全麻好像听起来更好些，为什么所有的手术不都用全麻呢？

医生：其实用什么麻醉方式最重要的是看患者的基础情况、手术部位、手术方式及外科医生的手术需求等，我们临床上强调个体化原则，即针对不同的患者制订不同的麻醉方案。比如说，患有冠心病的 85 岁老年男性做前列腺电切除手术，我们为了最大限度地降低麻醉风险，一般首选半身麻醉（椎管内麻醉），因为它对呼吸系统、循环系统等的影响更小。全身麻醉药物带来的副作用对这种虚弱的老年人来说风险是很大的。

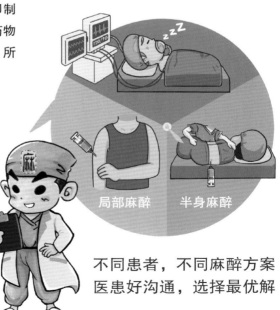

局部麻醉　　半身麻醉

不同患者，不同麻醉方案
医患好沟通，选择最优解

第9问　得了感冒对麻醉安全有什么不良影响吗？

小明：前段时间我感冒了，虽然已经没有症状了，但感觉体力下降了很多，身体素质也差了很多，那我还能做手术吗？

医生：你现在已经不感冒了，所以是完全可以手术的。有的患者感冒后，会遗留一些不良反应，比如嗅觉和味觉减退或者丧失、身体免疫力下降等，如果感觉非常不舒服、身体素质下降太多的话，可以等身体恢复到较好状态时再动手术，在这期间一定要注意避免喝酒，好好休息，不要让自己过度劳累，也不要吃辛辣、油腻的食物，身体慢慢恢复了，对手术的影响就能降到最低。

小明：那如果我正在感冒，且手术比较紧急，该怎么办呢？感冒对麻醉安全有什么不良的影响？

医生：感冒一般有发烧、咳嗽伴或不伴咳痰、肌痛、喉咙痛等症状，这些呼吸道症状会增加麻醉过程中的气道管理风险。无论正在感冒还是在恢复期，医生都会根据当时患者的实际身体状况，做出相应的判断和调整来应对可能产生的不良影响，保证患者在安全的情况下进行手术。

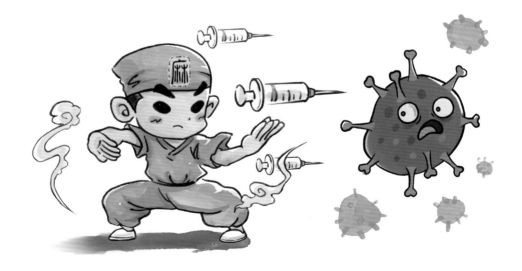

第二章
术前准备

　　龚先生因为胃病住院了，医生决定为他做手术。手术前一天，陈医生前去病房进行术前访视，遇到了陪同他的龚太太。

第10问　麻醉术前访视有什么作用？

　　龚太太：陈医生您好，您刚刚给我老公做的那个就是术前访视啊，它有什么作用吗？

　　陈医生：大多数人听到"手术"这两个字都会产生恐惧心理，您老公会在全身麻醉下完成手术，术中是无意识的。虽然没有痛觉，但是在毫不知情的情况下进行手术，您想想他会淡定吗？而且刚刚他签了一份麻醉同意书，在这份同意书上详细写着各种风险，这更加剧了他的紧张，而我们术前访视就是为了帮他减轻心理压力。

　　当然除了帮患者消除焦虑，术前访视更重要的一点是让医疗团队进一步了解他的身体状况，以制订出更完美的手术方案。我们会详细阅读他的病历，了解他的基本信息以及病情，并进行术前诊断，通过各项检验结果申请手术。所以一次术前谈话是很有必要的。

　　龚太太：这样啊，那具体会谈些什么呢？我刚刚听见你们问他对什么过敏，还有别的什么吗？

　　陈医生：我们问了他之前得过什么病、吃过什么药或保健品、以前有没有做过什么手术、他父母或其他长辈有没有什么遗传病，还有就是您刚刚听到的他对什么过敏。经过询问我还得知他有抽烟喝酒的习惯，这段时间要让他克制一下不要碰烟酒。我还嘱咐他术前禁饮禁食，您也帮忙督促一下他。

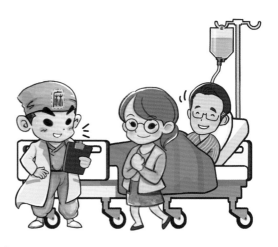

第11问　为什么手术前要禁饮禁食呢？

龚太太：术前禁饮禁食具体有什么要求呢？

陈医生：给您看一下，这是专家们总结出的禁饮禁食时间表，您按上面的要求给龚先生准备禁饮禁食。

手术麻醉前建议禁食时间	
食物种类	最短禁食时间/h
清饮料	2
母乳	4
婴儿配方奶粉	6
牛奶类液体乳制品	6
淀粉类固体食物	6
油炸、脂肪及肉类食物	可能需要更长时间，一般应≥8

简单给您介绍一下，这个禁食时间长短与食物在胃内排空需要的时长相关。在麻醉手术中，我们需要重点提防的就是胃内容物反流，因为反流的食物有可能会误吸入气管。

我们人体食管末端与胃的连接处有一个可以起到防止胃内容物反流入食管作用的肌肉，在咽部也有吞咽与咳嗽这两大保护性反射，可以防止胃内容物反流进气管及肺内。而当患者接受全身麻醉时，这两种保护机制被麻醉药物抑制。如果麻醉前不禁饮禁食，胃没有排空，患者出现呕吐，胃内的食物和水极易反流至咽喉部。而强酸性的胃液若反流误吸，进入呼吸道，除了咳嗽以外，有可能导致严重的并发症，比如肺炎或气道堵塞等，任何一种并发症都有可能造成患者的不良预后甚至死亡。

龚太太：那陈医生，为了以防万一，我老公能不能提前禁饮禁食啊？

陈医生：不需要这样，在术前禁饮禁食时间过长患者容易发生低血糖，而且饥饿过度还会导致状态不佳、情绪烦躁等，极不利于手术的进行和术后的康复。您只要遵循术前禁饮禁食时间，即可降低麻醉后反流误吸的发生率，减少术后恶心、呕吐，这样才能安全高效地进行手术。

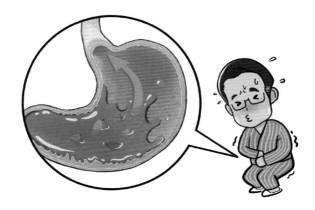

第 12 问　手术当天的穿戴及妆容有什么要求吗？

龚太太：医生，如果我手术的话，手术前能化妆吗？

陈医生：这个是千万不能的，我知道你们手术前化个妆，打扮得漂漂亮亮进手术室会减轻很多心理压力，但由于手术室是一个相对无菌的环境，不仅不能化妆，连穿着都有严格要求。像今天您这一身漂亮的连衣裙也是不能穿的。

通常您需要在手术前换上医院发的病员服和平底鞋，虽然它们不好看，但是是经过严格消毒灭菌的。而且病员服比较宽松，方便医生进行手术操作，平底鞋也可以减少您站不稳摔倒的风险。还有，您无须再穿内衣内裤，我们的病员服是精心设计的，不用担心走光等问题。

手术过程中，我们会通过观察您的面色和唇色等来判断有无缺氧等情况。若您涂抹了口红或擦了粉底，会导致我们不能正确地做出判断。还有指甲油也要在手术前卸掉，这是因为医护人员会在患者手指或脚趾夹血氧仪，监测血氧饱和度。而且如果患者有戴假牙或者牙套，手术前也要摘下。

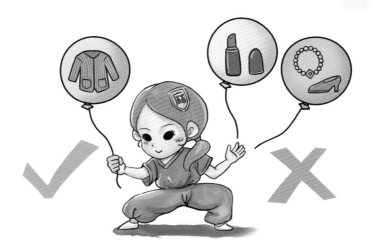

第 13 问　有什么措施可以减轻手术前紧张焦虑的情绪呢？

龚太太：如果我手术前紧张了，有没有什么措施可以减轻手术前焦虑的情绪啊？

陈医生：那当然有啦，我们经常会在病房帮准备手术的患者缓解紧张情绪，其实方法很简单。您可以多问我们，如"我这是什么病？""怎么治疗？""成功概率大不大？"……而且我们会在每一个患者的床边放置宣传册,您没事的时候可以翻阅,看看术前有什么注意事项。

如果实在是焦虑得坐立不安,也可以做一些轻松的事情转移注意力,比如和病友聊聊天,看看自己喜欢的视频等。时不时走一走,到外面呼吸一下新鲜空气也有利于缓解焦虑。在医院期间,一定要保持健康的生活方式。均衡的饮食和适度的运动可以提高免疫力和抗压能力,从而有助于减轻焦虑和紧张情绪,减少术后恶心、呕吐,这样才能安全高效地进行手术。

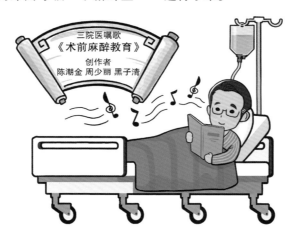

Q&A 第14问　有腰椎间盘突出还能打半身麻醉吗?

龚太太:谢谢陈医生。我之前听说有一种麻醉方式叫半身麻醉,能具体介绍一下这是一种什么麻醉方法吗?

陈医生:我先给您介绍一下什么是半身麻醉吧。专业上我们称之为椎管内麻醉,就是把麻药注射入椎管内。它分为三种:一种是蛛网膜下腔麻醉,也就是我们常说的腰麻;另一种是将麻药打在硬膜外腔,称为硬膜外麻醉;还有一种就是两种方法的联合,我们叫腰硬联合麻醉。简单来说就是,半身麻醉会让人的下半身失去痛觉、温觉,同时因为麻药阻断了控制下肢运动的神经,所以下肢也不能动。

您之前听说半身麻醉好,那好在哪里呢,首先相对于全身麻醉,半身麻醉对心血管系统的影响较小,手术期间心血管系统的监测和管理相对简单。而且它相对于全身麻醉,患者的恢复时间更短,患者可以更快地恢复自主呼吸、感觉和肌肉活动等,这也就能减少术后恶心、呕吐等并发症的发生。尤其是在高龄患者中,相较于全身麻醉,它的麻醉相关风险相对较低。

龚太太:那我老公有腰椎间盘突出,他能用这种麻醉方式吗?

陈医生:这个要视情况而定。有部分患者会有腰部穿刺困难的情况,比如肥胖、脊柱变形以及经过反复或多点椎管内穿刺的患者。他们有的是皮下脂肪遮盖，不易穿刺；有的则是腰部的韧带多次损伤，术后可能会有长时间的腰酸背痛。龚先生他并不胖，不存在脂肪遮盖的问题。有腰椎间盘突出的话，正常的椎管内神经的解剖位置可能会因为突出的腰椎间盘而改变，从而带来神经损伤的风险。不过能否继续进行半身麻醉，要根据麻醉医生的建议选择合适的麻醉方式。术前访视的时候记得跟医生说就好了，他们会帮你们制订最合适的方案。

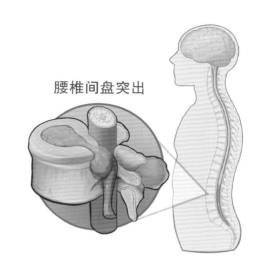

腰椎间盘突出

第15问　有什么技术手段可以提前识别麻醉高危患者？

龚太太：有没有什么技术可以提前识别麻醉高危患者呢，比如说如果我老公是麻醉高危患者，你们能提前知道吗？

陈医生：其实最主要的是术前访视、询问病史、完善相应的术前检查。术前访视刚刚跟您说过了，而我们询问病史关注的和术前访视问的差不多。术前检查就是很多人埋怨的开各种各样的化验单，虽然检查的项目多，但都是必要的检查。简单的检查包括血压、心率、呼吸、体重、身高等指标的测量，以便评估身体状况。还会进行血液、尿液、心电图等检查，以评估生理状况。在麻醉前，医务人员会根据检查结果对患者进行麻醉前评估，以确定患者是否适合麻醉。

除此之外，我们也会用到一些评估工具如 ASA 评分、Goldman 评分等，辅助我们进行判断。

麻醉风险评分表

分级	标准
Ⅰ级	健康，除局部病变外，无全身性疾病，如全身情况良好的腹股沟疝
Ⅱ级	有轻度或中度的全身疾病，如轻度糖尿病和贫血；新生儿和80岁以上老年人
Ⅲ级	有严重的全身性疾病，日常活动受损，但未丧失工作能力，如重度糖尿病
Ⅳ级	有生命危险的严重全身性疾病，已丧失工作能力
Ⅴ级	病情危急，属紧急抢救手术，如主动脉瘤破裂等

第16问 小孩子术前有哪些需要准备的呢?

龚太太:如果是我家小孩做手术,我怕他手术时无法配合,是不是应该采用全麻呢?

陈医生:这个我们要综合评估以后再做决定,如果孩子术中无法配合,我们还是会选择全麻。到时候我们会先术前访视,再制订具体的麻醉方案。

龚太太:小孩子的术前访视应该跟成年人不同吧,需要特别注意什么?

陈医生:首先是与家长交流,了解孩子的病史、过敏史、药物史以及家庭情况,孩子是否有感冒、咳嗽、发烧等上呼吸道感染的情况,以及是否有其他慢性疾病或先天性疾病,以便评估孩子的麻醉风险和制订适合的麻醉方案。如果小孩子之前没做过手术,不清楚过敏史,需要提前做过敏原测试,以避免使用可能引起过敏反应的药物。小孩子对手术往往感到害怕和不安,因此需要在手术前进行心理疏导和支持,让他们了解手术的必要性和过程,并减轻他们的恐惧感。如果有家长陪护,会让他们感到安全和温暖,这样有助于减轻手术期间的恐惧和紧张情绪。小孩子容易嘴馋,而麻醉前通常要求患者空腹,因此需要了解孩子术前禁饮禁食的情况。

小儿麻醉最重要的是精确计算麻醉药物的剂量,这个与年龄和体重有关。小孩子的呼吸系统和免疫系统发育不完全,因此容易出现术后呼吸道并发症。在手术前会采取预防措施,以减少术后呼吸道感染的风险。小孩子还有一个问题是气道分泌物多,麻醉诱导前会常规给予抗胆碱药等来抑制唾液腺和气道腺体分泌。

与家长沟通孩子情况
精确计算麻醉药剂量

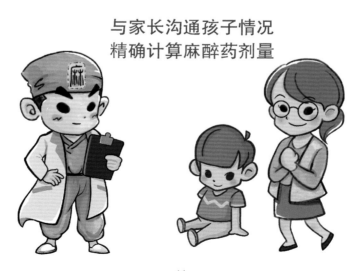

Q&A 第17问　老年患者术前有哪些需要准备的?

龚太太：老年人手术也有挺多注意事项的吧?

陈医生：老年患者术前评估与准备需要特别注意以下几点。首先是要评估患者的健康状态。老年人往往存在多种疾病和症状,包括心血管疾病、呼吸系统疾病、代谢紊乱等。在手术前我们会对患者进行全面评估,包括身体检查、实验室检查、心电图、胸片等,以确定患者是否适合手术,是否需要特殊的麻醉手术方案。然后是用药方面,老年人常常需要长期用药,因此在手术前需要评估患者正在使用的药物,了解是否有可能与麻醉药物或手术过程中使用的其他药物产生交互作用,并在必要时调整药物剂量或暂停治疗。老年人的免疫功能和自我调节能力相对较弱,因此容易发生术后感染、肺炎、深静脉血栓等并发症。我们会采取相应的预防措施,包括使用抗生素预防感染、积极进行术后康复训练等。老年人常常营养不良、体液不平衡,因此需要在手术前进行充分的营养和液体管理,以提高手术成功率和术后康复水平。

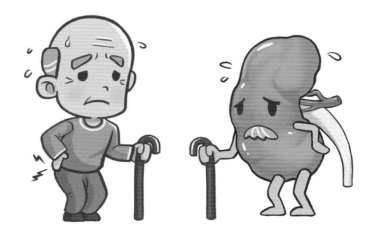

第18问　长期抽烟或者慢性肺病患者要做哪些术前准备？

陈医生：从检查报告上看您老公的肺功能不太正常，有可能是长期吸烟导致的。

龚太太：那我老公的这个情况严重吗？

陈医生：像您老公这种长期抽烟或者有慢性肺病的患者，在动任何手术前都有相应的注意事项，需要做术前评估。常见的肺部疾病包括肺炎和肺气肿，如果只是轻微的肺炎，对手术基本上没有太大影响，也不会增加手术的难度，但如果是患有比较严重的肺气肿，而且还是慢性疾病，那对于任何手术都可能造成一定的影响，在手术期间容易出现肺部感染、呼吸困难、呼吸窘迫甚至呼吸衰竭，严重的也许会威胁生命安全。

龚太太：那如果真的要动手术，我们术前应该做些什么准备呢？

陈医生：首先吸烟患者在动手术前是必须严格禁烟两周的，其次就是在医生指导下进行呼吸功能的相关锻炼，例如做有氧运动、进行膈肌的训练、学习有效的咳嗽方法，还有进行肺功能扩张器的训练等。有效的咳嗽方法是指引导患者深吸气后，用胸腹的力量最大限度地咳嗽，咳嗽的声音应该由胸部振动引起，每天练习3次，每次大约做20次，可以预防手术后肺部感染。同时，医生大概会在术前一周给有肺功能问题的患者配备肺功能扩张器，上面会显示呼吸气量，患者含住与肺功能扩张器相连的咬嘴进行最大吸气，每天早晚各一次，这是为了增加肺活量和最大通气量，从而改善肺功能。这些术前的呼吸功能锻炼可以防止吸烟患者在术前肺部分泌物过多，然后在手术麻醉时因为刺激，肺部分泌物又进一步增加，导致手术时出现气道痉挛等气道并发症，保证有肺部疾病的患者在手术中安全舒适。除此之外手术前的准备还有进行胸部物理治疗以促进排痰，进行三到五天的有效抗生素治疗以控制急、慢性肺部感染，我们通过这些完善的术前准备提高患者的呼吸储备功能。

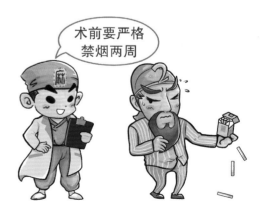

术前要严格禁烟两周

第19问 高血压患者术前有哪些要准备的？

龚太太：之前测血压的时候，我老公好像还发现有高血压，高血压对手术会有影响吗？

陈医生：高血压对手术是有一定影响的。心血管疾病患者的手术病死率比其他疾病患者高25%至50%，因此麻醉与手术能否实施需要考虑多方面的因素，如手术有没有必要，是否迫切，患者是否具备安全保障等。比如在进行非心脏手术前，请心内科医生会诊，根据心脏病患者的病理生理情况做进一步的检测以评估患者能否耐受手术，采取适当的干预措施减小麻醉和手术的危险性后才采取手术，若评估出来的结果是风险性很大，除患者有生命危险急需手术的情况外，我们都会暂缓实施手术。首先，在手术前我们会明确患者是原发性高血压还是继发性高血压，特别要警惕是否是未经诊断的嗜铬细胞瘤，以免在无准备的情况下在麻醉中出现高血压危象，导致严重后果。其次就是检查患者的心、脑、肾等重要器官有没有受到影响、功能是否良好，如果病程长、受到影响的器官多或程度严重，则麻醉较困难而风险也增大。因此对于高血压患者，原则上轻、中度高血压，血压小于180/110mmHg的患者才可进行手术，但在危及生命的紧急状况下，为了抢救生命，无论血压高、低都应进行急诊手术，在严重高血压以及有其他器官损害的情况下，比如高血压伴心衰、高血压伴不稳定型心绞痛或变异型心绞痛时，我们都会在短期内采取措施挽救生命和改善患者的脏器功能。

龚太太：那如果必须动手术，术前有什么能准备的吗？

陈医生：不管高血压患者做的是什么手术，麻醉和手术前准备的关键都是控制好血压，改善心脏功能，这直接关系到麻醉和手术的安全。患者在术前要做以下准备，首先入院后每天都应该定时地监测血压，了解血压的情况，最好是监测24小时动态血压，这样可以通过药物以及饮食将血压控制平稳。其次，维持或者适当地调整降压药的服用，直到手术当天，保证血压的平稳状态，保证麻醉和手术都能够顺利进行。接着就是保证充足的睡眠、良好的心理状态，防止过度的情绪变化造成血压大幅度波动。最后，如果高血压已经严重影响到心、脑、肾、眼底等重要器官，还要根据重要器官的情况进行评估，评估合适后才会进行手术。

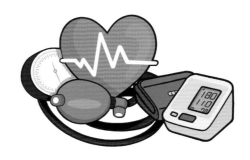

第 20 问　糖尿病患者术前有哪些要准备的？

陈医生：从检查报告上可以看出您老公除了高血压还有糖尿病。

龚太太：糖尿病对手术也会有影响吗？

陈医生：是的，糖尿病对手术的影响较大，因为血糖较高，做完手术之后容易影响术口愈合和导致心血管系统的并发症，甚至容易造成血栓等问题的发生，所以糖尿病患者的术前准备格外重要。

龚太太：那糖尿病患者在手术前有什么需要注意的吗？

陈医生：糖尿病患者，如果要进行手术，在手术前要做好四方面的准备。第一，要清晰地了解自己的病情，同时保持平和的心态，进行适当的运动来保持血糖稳定。第二，要接受全面的检查，包括血糖、尿糖等，同时还要进行心脏、肝脏和肾脏功能方面的检查。第三，如果是轻度的糖尿病患者在手术前要将空腹血糖控制在一定的标准以内，不需要特殊处理，病情较重的患者控制空腹血糖的同时要格外注意是否有酮症酸中毒，伴酮症酸中毒者，应静脉滴注胰岛素，消除酮体、纠正酸中毒后再考虑手术。原来使用长效胰岛素的患者，在术前要改成普通胰岛素，以便及时调整胰岛素的用量，也要注意患者是否在使用抗胰岛素药物，如在使用，应于手术前 36 小时停药。第四，糖尿病患者的饮食要适当调整，增加蛋白质的比例，控制碳水化合物的比例，适当地补充脂肪、维生素以及高纤维素食品。总的来说，糖尿病患者若需要手术，应在控制好血糖的状态下进行，同时，在手术完成后也须密切观察，并且要监测身体各项指标，才能防止身体因血糖偏高而出现其他问题。

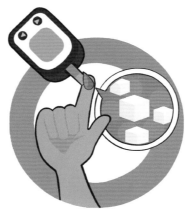

糖尿病

第 21 问 慢性肺病患者术前有哪些要准备的？

陈医生：还有就是，由于龚先生长期抽烟，已经有慢性肺病的症状了，这里我不得不跟您讲一下慢性肺病麻醉前的注意事项。慢性肺病包括慢性气道性疾病、慢性间质性肺病、慢性肺炎等。慢性肺病患者支气管可能会比较狭窄，同时呼吸道中可能有较多积痰积液，在术中容易出现呼吸困难与痰液反流等情况，因此我们在术前评估时会首先询问患者是否有慢性支气管炎、慢性间质性肺炎等既往史。龚先生至少要保证在围术期内不吸烟，以免加重病情。同时，还应在专业医生的指导下进行肺功能、胸片等检查，评估呼吸系统功能，来判断是否适合接受手术。在围术期准备时，我们医生会指导龚先生雾化吸入一些缓解症状、降低痰液浓度的药物（如噻托溴铵、沙美特罗替卡松、异丙托溴铵等），以及提前调整呼吸方式，进行体能锻炼，保持营养饮食，增强身体机能，以便于在手术时减少呼吸困难的发生概率。

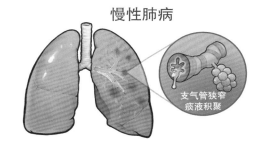

慢性肺病

支气管狭窄
痰液积聚

第 22 问 心脏病患者术前有哪些要准备的？

龚太太：我老公好像曾患有心肌梗死。

陈医生：是的，龚先生的病历里写着他曾患有心肌梗死，不过时间比较久，他的病历不太全。我们在手术前会向他问清楚，是否曾有心梗、心衰发作，是否有冠心病、心脏瓣膜病等心脏病病史，以及是否植入过心脏支架或接受心脏搭桥等手术。然后我们会进行心电图、心脏彩超、冠脉造影等检查，并让心脏专科医生评估患者心血管系统的情况，以及计算患者运动当量等指标，评估患者的心功能。在围术期准备时，医生会指导他服用药物控制血压与心脏状况，如房颤患者在接受非心脏手术前应将心室率控制在 100 次 / 分以下，同时要暂时停用可能会增加术中风险的药物。我们在选择麻醉方式时，也会根据患者心脏功能的评估情况选择相应的麻醉方式，并按照他的体重严格控制麻醉药的剂量。

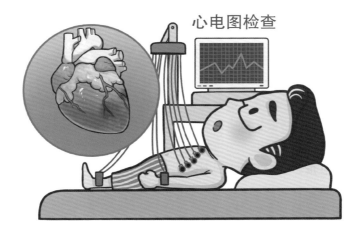

心电图检查

第23问　肾脏病患者术前有哪些要准备的?

陈医生:龚先生的肾脏也不太好。肾脏病患者代谢及排泄功能下降,可能会出现内环境紊乱等情况,同时,肾脏病患者易患有继发性疾病,如肾性高血压等,增加了围术期心血管事件的风险,所以在手术前我们也会询问龚先生是否有肾脏病及其继发性疾病的既往病史,同时会进行尿蛋白检测、肾小管功能检测等来评估肾功能,以确定手术时相关药物的使用和用量。在术前1天内,还会进行一次血液透析或腹膜透析,力保体内水、电解质,以及酸碱平衡,尤其要将血钾控制在正常范围内,以确保手术过程中患者内环境的稳定。另外,针对患者具体患有的继发性疾病,如肾性高血压等,我们会在术前让他服用降压药降低血压或采取其他相应措施。

肾功能评估

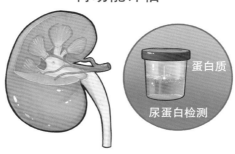

蛋白质

尿蛋白检测

第24问 肝病患者术前有哪些要准备的？

陈医生：我还判断龚先生有肝硬化的症状，您也一直对不同病情的术前访视感兴趣，这里我就跟您讲一下。

因为肝脏是人体很重要的器官，一般情况下肝功能异常会增加麻醉难度，并要求我们医生在麻醉前准备中注意对肝功能的维护和改善。严重肝功能损害的患者，肝脏对麻醉药的代谢消除作用减弱，所以对麻醉药的需要量会减小，麻药的作用时间也延长了。

龚太太：那我们应该怎么准备呢？

陈医生：肝功能损害削弱了患者对手术的耐受力，须经较长时间严格准备，方可施行择期手术。在手术前一周我们会建议龚先生适当摄入一些高糖、高热量、低脂肪的食物以及多种维生素，如维生素 B、维生素 C、维生素 K 等，以增加肝糖原合成，改善肝功能。但考虑到龚先生还是糖尿病和心血管疾病患者，我们会为他调制专门的饮食来帮助他的身体恢复到更适合手术的状态。

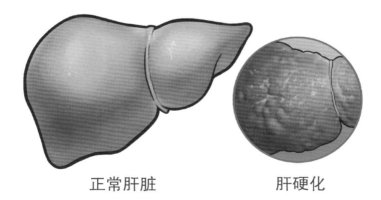

正常肝脏　　　　　　　肝硬化

龚先生的情况大概就是这样,您看看还有什么想知道的吗?

龚太太:没有了没有了,谢谢陈医生。就是以前没想到我老公的情况那么严重,您一定要帮我治好他啊。

陈医生:我们一定会尽全力的,您现在先拿着我这个单子去约一个胃镜吧。

龚太太:好的好的,真的太感谢您了,陈医生。

陈医生:这都是我应该做的,慢走。

第三章
术中麻醉与输血

　　需要进行心脏外科手术的小李在手术前几天一直很焦虑，对手术不了解的他看着网上的问答更加害怕了，索性来到麻醉医生的办公室，当面询问，来缓解自己的焦虑情绪。

　　小李：医生啊，我看网上说手术麻醉了可能会疼醒啊！还有各种各样的特殊情况和副作用！听上去好可怕！

　　麻醉医生：李先生您先别急，我来跟您详细解释解释。全身麻醉的手术正常情况下是不会中途醒来的，您说的在手术中醒来的情况只是偶尔发生过，而且麻醉界已关注到这个问题，手术过程中麻醉医生会尽全力保证您在手术中的安全与舒适性。

第 25 问　什么是术中知晓？

　　小李：啊？那这种在手术中醒过来的是什么情况啊？容易发生吗？

　　麻醉医生：其实这种情况叫作术中知晓，是属于全身麻醉的严重术中并发症，指患者可以在手术后回忆起术中发生的事情并能感知有无疼痛。其发作原因大致为四种，包括但不限于患者病情过重不适合过深的麻醉、麻醉医生疏忽等导致麻醉过浅、患者对麻醉药的耐药量较大，还有仪器设备方面的原因。但是其发生概率极低，一般情况下仅有 0.1%~0.2%，而心脏手术、产科手术、急诊手术和休克患者的手术等发生率大约是 1%。

　　现在我们有多种方式可以尽量避免这种并发症的发生，在手术之前，麻醉医生会对您身体的基本状况进行全面检查并评估，采取合适的麻醉方案，选择合理的麻醉药物；在手术中，我们也有很多仪器设备用于术中监测患者麻醉深度，麻醉医生会及时根据数据做出调整。所以您对此无须过度担心。

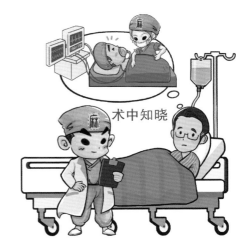

术中知晓

第26问　手术过程中麻醉医生的主要工作内容是什么？

小李：也就是说其实麻醉医生不是给我打一针就走了？那麻醉医生手术中的主要工作内容是什么呢？

麻醉医生：当然不是打一针就走了！这可是大众误区，麻醉医生在手术过程中可不只要"打针"呢！

他们的主要任务有两部分，第一部分就是对患者进行监护，对患者的基本生命体征进行严密监测，对患者的心功能、血压、肝功能、肾功能进行全面的监测，调控血压、心率，进行氧合指数监测、呼吸功能监测、循环监测以及其他系统监测等，若术中出现任何应激反应以及特殊情况，麻醉医生都要进行有效的干预和调节，将患者的身体调整到一个最佳的状态。第二部分，麻醉医生还要保证患者的安全，让患者能够在平稳舒适的状态中度过手术过程。这可不是"打一针就跑了"那么简单！

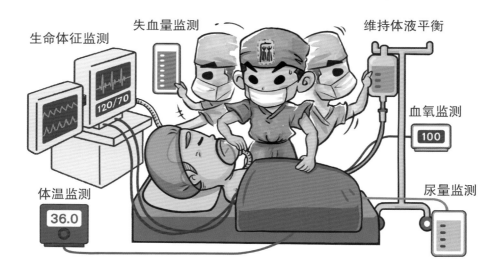

打一针就走？看我三头六臂

生命体征监测　失血量监测　维持体液平衡　血氧监测　体温监测　尿量监测

Q&A 第 27 问　麻醉方式和麻醉方案的选择对术后恢复有影响吗？

小李：如果我做全身麻醉，术后恢复会不会受到影响啊？

麻醉医生：其实选择不同的麻醉方式和麻醉方案对术后的恢复都有不一样的影响，普遍归纳来说，因为各种麻醉方式取长补短，所以施行联合麻醉的手术术后镇痛效果与术后恢复效果更好，其次是椎管内麻醉，最后是局部麻醉和全身麻醉。麻醉医生会根据每个患者的不同情况选择最合适的麻醉方式。

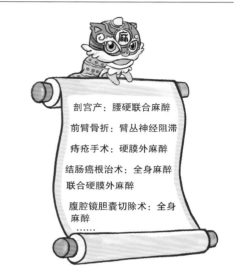

剖宫产：腰硬联合麻醉

前臂骨折：臂丛神经阻滞

痔疮手术：硬膜外麻醉

结肠癌根治术：全身麻醉联合硬膜外麻醉

腹腔镜胆囊切除术：全身麻醉

......

Q&A 第 28 问　不同年龄的患者术中麻醉药的用量一样吗？

小李：我年纪才三十岁，我大爷七十岁，我侄子今年八岁，我们麻醉药用多少是不是也有区别啊？

麻醉医生：对于老年人来说，药物剂量应该减少，用药量为成人常用量的1/2~2/3，应选用作用时间短、药性温和的药物，麻醉性镇痛药和镇静催眠药的剂量应该减少。从出生到 12 岁的患者都属于小儿，1 月内为新生儿，1 月至 1 岁为婴儿，1 至 3 岁为幼儿，4 至 12 岁为儿童。新生儿及婴幼儿体液总量相对较高，脂肪和肌肉含量较低，水溶性药物剂量须加大；肝脏代谢功能较弱，酶活性较低，需要肝脏代谢的药物应该慎用或减少用量；1 岁内婴儿避免使用吗啡。

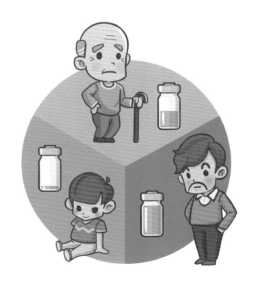

第 29 问　为什么很多过来人说用了麻醉药之后感觉冷？

小李：麻醉医生手术的时候能不能给我多盖几层被子啊？

麻醉医生：为什么？是哪里不舒服会觉得冷吗？

小李：也没有，就是我看网上好多人说用了麻醉药之后会觉得冷，这是为啥啊？

麻醉医生：像这种全麻手术或半麻手术之后觉得浑身发冷的状况，用专业术语描述就是"寒战"，是身体通过骨骼肌快速收缩产生热量的自我保护机制，属于麻醉后常见的并发症之一。发生"寒战"一般有四方面的原因：一是手术时穿着单薄、手术部位暴露、手术室温度低，热量散失；二是手术时需要消毒体表、冲洗手术脏器，以及需要术中输液甚至输血，而这些液体一般温度较低，从而导致体温下降；三是在麻醉药物的作用下，骨骼肌失去收缩能力，抑制身体体温调控，使体温降低；四是麻醉药物的副作用导致患者肌阵挛或肌颤搐。其实还有一点就是患者的自身原因，比如早产儿由于体表面积与体重之比大，散热快，老年患者体温调节能力较差，都易发生寒战。当然，我们也在尽力缓解这些症状，比如术中监测体温、预设手术室温度为25℃、尽量减少皮肤消毒时间、做好盖被子等保温措施、预热所使用的液体、使用适量药物，来帮助患者缓解寒战带来的不适。

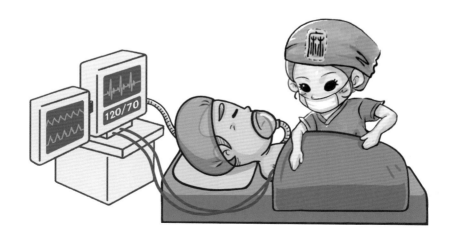

Q A 第30问　人在麻醉状态下可能会做哪些不可思议的事?

小李:我还在网上看到有些人麻醉之后做出很匪夷所思的事情,那我在麻醉状态下会不会也干出很多蠢事啊?

麻醉医生:这确实是有可能发生的。网络上有很多的报道,比如有的人在手术之后不认人,又拔吊针又踢打的,有的人哭闹不止怎么也不能平静,还有人拉着麻醉医生打醉拳等等,做出让人哭笑不得的事,其实这是手术麻醉后谵妄与躁动,此时患者大脑中枢功能还没有完全恢复,出现无意识动作、语无伦次、哭喊等症状,术前沟通不足、术中和术后镇痛不全、某些短效麻醉镇痛药物的使用等都可能增加躁动的发生。我们麻醉医生会通过加强术前沟通,在围术期充分镇痛和减少各种不良刺激等进行防治,也会适当使用镇静药物控制患者的躁动行为。

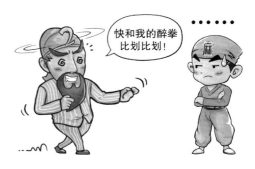

Q A 第31问　手术中什么时候需要输血呢?

小李:手术这么危险,是不是出了血,就都需要输血啊?

麻醉医生:不是所有出血的患者都需要输血,一般血红蛋白小于 60g/L 时需要输血,在心肌缺血、心脏冠状动脉疾病等情况下,血红蛋白则应该保持在 100g/L 以上。以下七种情况机体需要输血:①氧需求量增加,比如高温、高代谢、孕妇;②冠状血管疾病、心功能损害、心肌梗死等;③感染性休克、体外循环后、脑和冠状动脉的血管阻塞性疾病;④碱中毒、低温;⑤异常血红蛋白增多、病理性红细胞疾病;⑥急性贫血;⑦肺部疾病、高原反应。

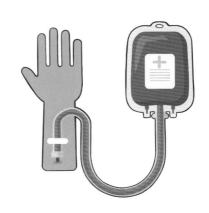

ⓆⒶ 第 32 问 输血会有什么不良后果吗？

小李：那要是输了血，会有什么不良后果吗？

麻醉医生：输血后可能会发生不良反应，主要分为八大类别。

第一类是急性溶血性输血反应，出现发热、头痛、腰痛、寒战、呼吸困难等。

第二类是非溶血性发热反应，其中又包括四种情况。其一是发热反应，出现寒战、发热、恶心、干咳等症状；其二是过敏反应，出现荨麻疹、皮肤瘙痒，严重者可能导致全身皮疹、过敏性休克、全身抽搐等情况；其三是输血后一周出现血小板减少和全身性紫癜，此状况较少发生；其四是患者连续接受两次足量血小板输注后无反应的情况。

第三类为循环负荷过重、心功能代偿能力差的患者易出现急性心力衰竭和肺水肿的情况。

第四类为产生微生物污染反应。革兰氏阴性菌以及真菌引起的症状，轻者出现发热，重者可能出现感染性休克。

第五类为输血传播性感染疾病，比如肝炎、艾滋病、巨细胞病毒感染、T 淋巴细胞白血病、寄生虫性传染病、细菌性传染病等。

第六类是引起免疫抑制。受血者体内产生免疫抑制作用，免疫力由于免疫细胞的功能与数量下降而降低。

第七类是输血相关性急性肺损伤。轻者影响气体交换，出现低氧血症、发热、呼吸困难，重者可能引起非心源性肺水肿及急性呼吸窘迫综合征。

第八类是发生输血相关的移植物抗宿主反应，是最为严重的不良反应之一，但较为少见。患者表现为高热、腹泻、恶心、呕吐、皮疹、贫血等症状。

输血常见的不良反应

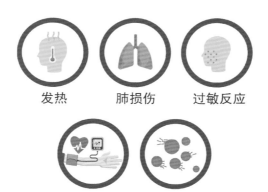

发热　　肺损伤　　过敏反应

血压下降　　溶血反应

第33问　我献的血能输给我的亲戚朋友吗？

小李：如果我献了血，我献的血能不能输给我的亲戚朋友啊？

麻醉医生：首先，国家有明确规定：医疗机构应当使用卫生行政部门指定血站提供的血液。血站会对血液进行严格的检测以确保用血安全。其次，从临床角度来说，直系亲属之间最好不要输血。因为人体内存在免疫活性淋巴细胞，受血者身体无法辨认、清除供血者的淋巴细胞，淋巴细胞会排斥身体器官，导致器官受损。血亲间输血还容易引发一系列免疫性疾病，其中包括极为凶险的疾病TA-GVHD，病死率为84%~100%。血缘关系越近，发病率越高。还有一点，丈夫也最好不要给妻子输血，虽然他们没有血缘关系，但是妻子接受丈夫血液后，体内会产生针对其血型抗原的抗体，在怀孕后，抗体可以到达胎儿体内，胎儿就可能会发生新生儿溶血病。

麻醉医生：特殊情况下不得不使用直系亲属的血液时，目前认为较优的预防TA-GVHD的重要方法之一是采用辐照技术。尽管可以采用辐照技术，但还是不建议直系亲属之间输血。特殊情况下如果要输血，也需要遵循选择原则：第一，需要进行交叉配血试验，如果配血成功，才可以输注；第二，控制用量，能少输尽量少输；第三，选择成分输血，需啥补啥（根据检查结果分别输注红细胞、血浆、冷沉淀、血小板等）。

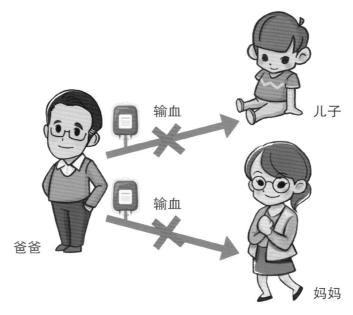

第34问　因为个人原因不能输血，该怎么办？

小李：如果有人因为个人原因不能输血怎么办呢？

麻醉医生：麻醉医生会从两个方面尽量避免必须输血的情况。第一是在术前准备阶段，麻醉医生会详细了解病史并进行体格与实验室检查，重点关注患者及其家族的出血性疾病史和瘀斑、皮下血肿等体征，慢性肝肾功能不全等可能影响出凝血功能的疾病患者，要进行出凝血功能监测，了解目前服药情况，从而评估手术出血风险并调整术前用药。另外，还可以针对术前贫血进行纠正治疗。

第二是术中管理方面，减少手术中不必要的出血，比如通过控制性降压、调整手术体位、使用止血带等技术减少失血，麻醉医生也会时刻提醒主刀医生患者的实时出血量。还有使患者维持正常的凝血功能，尽量避免围术期低体温，避免酸中毒、维持正常的钙离子水平，必要时应用止血药物改善凝血功能。

小李：那如果这种情况下还是需要输血怎么办呢？

麻醉医生：那就不得不提到自体血回输了！自体血回输分为三种：储存式自体血回输、急性等容血液稀释和术中自体血回输。储存式自体血回输是在术前三周内实行新旧血液交换的血液储备方法，用于择期大手术，即在术前采集患者自身血以供术中和术后应用。急性等容血液稀释是在手术当日的术前采集自身血，在手术失血后，可将自体血回输以补充失血。术中自体血回输则是指手术进行中用血液回收装置，将患者体腔积血、手术失血及术后引流血液进行回收、抗凝、滤过、洗涤等处理，然后回输给患者。上述措施可以最大程度地避免输注异体血，但对于围术期凶险性的大出血，这些举措就会显得微不足道，如果坚持不输注异体血，患者将面临生命危险。

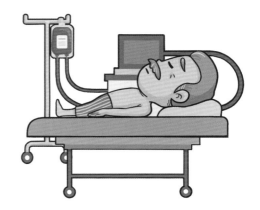

第四章
术中疼痛与康复

李先生最近做了一次手术，在手术后总是被疼痛所折磨，并且这种疼痛一点儿规律也没有。有时是头疼，有时是腰疼；有时是一阵一阵的，有时又是突如其来的。李先生感到很奇怪，于是在麻醉医生术后随访时他仔细询问了医生。

第 35 问　手术后疼痛有什么规律吗？

李先生：医生，我自从做完手术后就哪儿都疼，我老是担心我会恢复不好，这是正常的吗？

医生：李先生您不用太担心，您刚做完手术不久，这是正常现象，而疼痛也是有一定规律的。

手术后疼痛主要是因为手术造成的伤口被我们的饮食以及身体内产生的物质刺激到了，属于急性疼痛。这样的疼痛一般会持续 3~7 天，如果手术比较大，可能会疼的时间比较长，大概会持续 1~2 周。所以您如果手术后几个月还感到疼痛，那可能已经发展成了慢性疼痛，请一定及时告诉我们。

疼痛按程度分为无痛、轻度疼痛、中度疼痛、重度疼痛；按疼痛部位可分为躯体痛、内脏痛。比如咳嗽时伤口会轻微疼痛但是不影响平时做事情和晚上睡觉，这样叫作轻度疼痛；持续疼痛甚至连觉也睡不好就可以叫作中度疼痛和重度疼痛；躯体痛较为剧烈，患者能准确感受到疼痛部位；内脏痛是内部脏器的疼痛，如切割样、烧灼样、压榨样疼痛，患者往往不能准确指出具体疼痛部位。

总的来说，手术后的疼痛是有一定规律的，但是具体怎么痛、有多痛，不仅和手术本身有关，还和手术后的康复过程有密切关系。

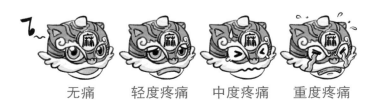

无痛　　轻度疼痛　　中度疼痛　　重度疼痛

Q A 第 36 问　手术结束后麻醉镇痛的药效可以维持多久？

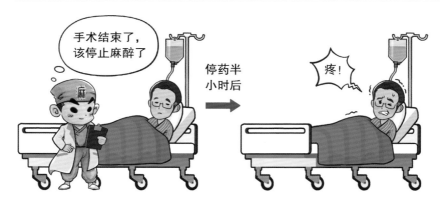

李先生：医生，我做手术之前不是打了麻醉吗？它的镇痛效果能维持多久呀，我怎么感觉刚结束没多久就开始疼了呢？

医生：做手术前打的麻醉药是为了让您在做手术的过程中感觉不疼，所以手术结束后麻醉的药效不会维持很久。

我们所用的麻醉药剂量都是严格控制的，并且在手术结束时就必须立即停止注射麻药。一般情况下停药半小时后患者就会清醒过来，也就是我们说的麻醉药效过了。但有些肥胖的患者或者肝肾功能不太好的患者，他们的代谢就会较慢，因此他们的药效可能会保持相对长的时间。

李先生：那我做完手术以后怎么能不那么痛呢？

医生：这个问题，让我来给您仔细讲讲。我们传统的镇痛方式是在手术结束后给患者一定剂量的镇痛药物，也就是术后镇痛药。它作用于我们的神经，可以选择性地抑制和缓解疼痛。手术比较

小、疼痛比较轻的患者可以口服布洛芬缓释胶囊、双氯芬酸钠等药物进行止痛，通常能维持 6~8 小时；如果手术比较大、疼痛比较严重，可以在术后放置止痛泵，进行自动或者手动给药止痛。如果患者疼痛比较严重或者持续的时间比较长，我们就会给他使用阿片类镇痛药物，常用的有哌替啶、芬太尼、双氢可待因等。

因此，咱们在手术结束后不久就有疼痛的感觉是正常的，您不用太担心。要是手术结束后很长时间您都没有感觉才是大问题呢。

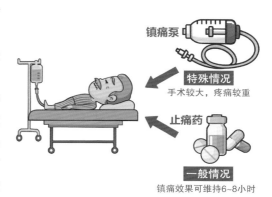

镇痛泵

特殊情况
手术较大，疼痛较重

止痛药

一般情况
镇痛效果可维持6~8小时

Q A 第 37 问　半身麻醉后头痛的原因和预防手段有哪些？

听到李先生和医生的对话后，同病房的张大爷也产生了一连串的问题。

张大爷：医生啊，我过两天也要做手术了，跟小李一样是半麻。但是我看他做完手术以后就时不时头痛，这是为什么呀？我这一大把年纪了，经常头痛可是真折磨人！

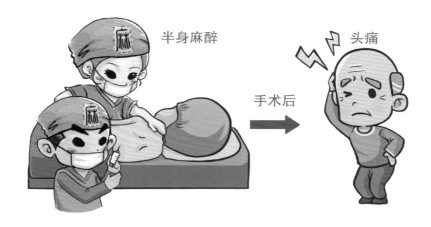

医生：张大爷，您别担心。半身麻醉有三种，我们在这个手术中采用的方法是从您的腰部脊柱附近位置打入麻醉药来暂时阻断某些脊髓神经的作用，以达到在手术中无痛的目的。采用这种麻醉方式，患者不会失去意识，只有下半身不能动，没有感觉，所以称为半身麻醉（半麻）。

半麻后出现头痛的原因大多是硬膜外针穿破硬脊膜导致脑脊液外漏，使脑脊液压力下降，进而牵张颅底的静脉及脑膜。一般会出现在术后 72 小时内，头后部疼的居多，头顶和额头疼也会出现。

张大爷：哦！原来是这样！那医生，这头痛有什么办法可以预防吗？

医生：当然有办法。首先，张大爷您现在知道了这头痛是怎么来的，那您就不用太过紧张，保持良好的情绪对手术后的康复是很有帮助的。其次，我们的医护人员会在术后对您进行仔细的护理，像帮您按摩背部等。您自己也可以多翻翻身，平躺的时候伸展一下手臂和腿脚，不要长时间保持一个姿势。

张大爷，您睡觉时最好仰卧，这样可以减少脑脊液外流，并且要保证充足的睡眠。一旦发生头痛，可根据头痛程度分别进行治疗。轻微头痛卧床 2~3 天即可自行消失。中度头痛应去枕平卧或采用头低位，我们医生也会适当给您用镇痛药。出现严重头痛要及时告知医生。

预防措施

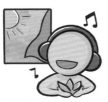
保持良好情绪

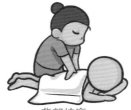
背部按摩

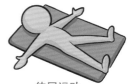
伸展运动

缓解措施

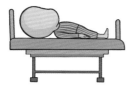
轻微头疼：卧床2~3天

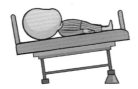
中度头疼：平卧或低头位+镇痛药

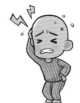
严重头疼：请告知医生

第 38 问

为什么有的人麻醉醒来时手术切口不痛而喉咙却很痛呢？

李先生：医生，我听说有些患者做完手术以后麻醉醒来，手术伤口都不怎么痛，反而是喉咙很不舒服，这又是为什么呢？

医生：手术伤口不痛可能是麻醉药效还没有过去，也可能是患者的痛觉反应比较迟钝，有的人对痛觉比较敏感，比较怕疼，而有的人就比较能耐受疼痛。

而对于喉咙痛，您说的应该是术后咽喉痛，这是在全麻手术后产生的一种气管咽喉部的常见并发症。

通常情况下，麻醉医生给患者实施全身麻醉，患者身体的肌肉会处于松弛状态，麻醉医生会在患者失去意识的状态下将一根特制的导管通过口腔或鼻腔经声门插入气管内，便于保持患者呼吸道通畅，由麻醉机控制患者的呼吸。

气管插管的操作可能会引起咽喉部甚至气管内膜损伤，气管是由软骨、肌肉、结缔组织和黏膜组成的。气管的黏膜比较脆弱，在气管插管时，导管很容易损伤气管壁的黏膜或者声带，导致声音嘶哑、嗓子疼；有些特殊患者，声门先天性狭窄，或声带比较脆弱，当我们把气管导管插入气管腔，把气管腔强行撑开，时间久了声门会过度疲劳，甚至还有可能导致短时间失声,说不出话。幸运的是,这些轻微的损伤都会在短时间内恢复,并且不需特殊处理,一般情况下不会留下后遗症。

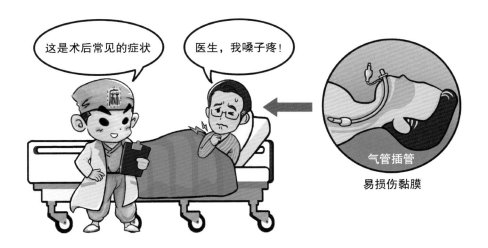

第 39 问　手术后有哪些措施可以促进患者快速恢复呢?

李先生:医生,我现在做完手术了,但是还围了一大堆工作没有做呢,不久后又得回去上班,家里也有很多事情需要我帮忙分担。现在有什么办法可以让我快速恢复吗?

医生:李先生,我们能理解您,有一些措施能够帮助您快速恢复身体。

我们的康复治疗手段主要有物理治疗,如运动、机器人引导运动、电疗、水疗、按摩推拿等;作业治疗,如进行一些手工艺、园艺、文娱类的活动;还有像中医治疗、心理咨询、康复工程等方法。患者本人和他们的家属在平时的饮食、活动、心理状态等各方面也要多多注意。

当今的麻醉管理不仅是使患者无痛、满足手术需求、监测和维持生命体征,还应致力于帮助患者加速术后康复和获得良好的远期预后。加速康复外科(ERAS)的理念就出现了,其核心是减少创伤和应激。ERAS 通过使用我所说的各种各样的康复方法,致力于减少手术患者心理和生理的应激反应,缩短住院时间,减少并发症的发生,降低再入院风险。

总而言之,在进行手术之后,我们一定要多加注意,除了补充足够的营养之外,还要多注意休息,并且服用相关的药物,预防伤口感染。同时还要注意忌口,不要吃不利于伤口恢复的食物,更不要吃辛辣刺激的食物,并且要保持规律的作息习惯,保证充足的睡眠,还要定期复查,预防并发症的发生。

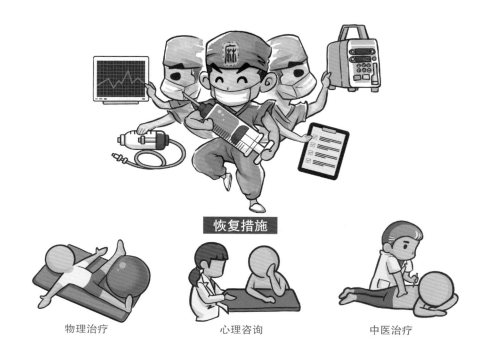

恢复措施

物理治疗　　　　　心理咨询　　　　　中医治疗

第 40 问　　全身麻醉后的不良反应和预防措施有哪些?

张大爷:医生,除了我们做的半身麻醉手术,您再给我们讲讲全身麻醉吧,它会有什么不良反应吗?

医生:全身麻醉是指麻醉药通过吸入、静脉或肌内注射等方法进入患者体内,使中枢神经系统受到抑制,患者处于意识消失而无疼痛感觉的状态。全麻是现在最常用并且最安全的麻醉手段。但就算是最安全的麻醉手段,它也会导致一些术后不良反应。

1. 术后神经认知障碍　　全麻手术后出现认知障碍并不罕见,主要包括术后谵妄和术后认知功能障碍,尤其以老年人居多。术后谵妄是一种急性发作且病程短暂的脑功能障碍,其特点是注意

力障碍、意识水平紊乱和认知功能改变,并有明显的波动性,通常发生在术后 7 天以内,尤其是术后 24~72 小时,根据表现可以分为高活动型、低活动型和混合型。术后认知功能障碍是指麻醉手术后患者出现记忆力、抽象思维、定向力的障碍,同时伴有社会活动能力的减退,即术后人格、社交能力及认知能力和技巧的变化,通常持续的时间可长达数月。

2. 术后躁动　　患者因意识障碍而挣扎、不配合治疗、试图拔除身上的监护仪器和治疗导管。术后躁动容易造成伤口裂开,交感神经兴奋还可能引发循环系统的并发症。

3. 咳嗽、呃逆(不停打嗝)、呕吐、肺

部感染、体温升高或降低等。

张大爷：那这些不良反应有办法可以避免吗？我们应该采取什么样的预防措施呢？

医生：这些不良反应在一定程度上是可以预防的。像术后认知障碍，我们可以给患者适当地补充多种维生素。

为了预防术后呕吐，患者在手术前应保持胃排空的状态，而我们麻醉医生也会在手术之前给患者放置胃管，尽可能避免患者在术中或者术后出现呕吐的症状。

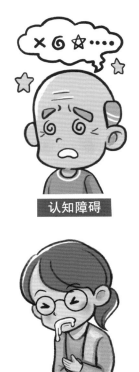

认知障碍

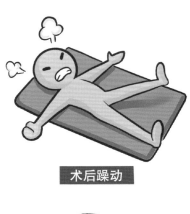

术后躁动

呕吐

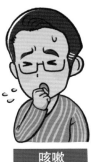

咳嗽

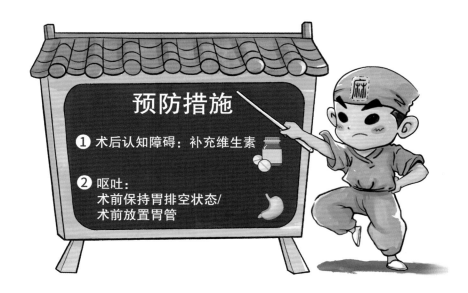

预防措施

1 术后认知障碍：补充维生素

2 呕吐：
术前保持胃排空状态/
术前放置胃管

第41问 全身麻醉会影响小儿的智力发育和记忆力吗？

李先生：既然全身麻醉能够使人完全失去意识而感觉不到疼痛，那它的麻醉药用量相对应该很大吧？我儿子6岁，想做扁桃体切除手术，全身麻醉对小孩子的智力发育和记忆力有影响吗？

医生：全身麻醉的麻醉药用量相对半身麻醉确实较大，我们不否认全身麻醉可能会对小儿神经系统的发育有一定的影响，但是这个影响并不大，甚至可以忽略不计。

我们通常把十二岁以下的小孩子称为小儿，他们在生理心理等各方面都与成人有着非常大的差异。因此我们在进行麻醉时会对小儿有特殊的评估措施。

虽然临床试验和基础实验都可以证明多次暴露于全身麻醉可能对小儿大脑发育产生损伤，但是，由于发育期的特殊性，全身麻醉药的药理作用不够明确，以及研究方法的局限性，目前我们仍不清楚全身麻醉药物的神经发育毒性的机制。

目前，麻醉药物和技术已经比较成熟，手术中的麻醉也比较安全，一般麻醉不会对儿童智力有不良影响，对短期记忆力可能会有影响，但不影响长期记忆力和智力发育。

总之，如果麻醉医生告诉您孩子需要全身麻醉，那您也不用过度担心。为了手术需要以及更好地保护孩子的生命安全，家长无须拒绝全身麻醉于千里之外。手术有大小，全麻无大小，专业的儿童麻醉医生会为您的孩子保驾护航。

第42问　手术麻醉后多长时间可以恢复进食和活动呢?

这时快到饭点了,张大爷的家人们给张大爷送来了清淡但营养均衡的午餐。李先生看到了,想到自己刚做完手术,好像还不能正常吃东西。于是他又问医生。

李先生:医生啊,我什么时候才能恢复正常的饮食呢,我也想像张大爷一样大口吃肉吃菜。

医生:哈哈,李先生,您别着急。全麻手术后,多久可以进食,和手术部位、手术方式、患者术后胃肠功能恢复的情况有关。

从外科的角度来讲,如果手术不涉及食管、胃肠道等消化系统,手术六小时后即可恢复少量的流食,后续如果恢复正常排气、排便,即可根据个人耐受情况及胃肠功能恢复的情况逐渐开始进食流食、半流食,没有特殊不适的,可逐渐过渡为正常饮食。如果涉及胃肠道手术,

进食的时间相对比较严格,要根据具体情况及恢复的情况来制订饮食方案。

从麻醉方式的角度来讲,麻醉方法不同,手术后进食时间也不一样。麻醉方法有局麻、全麻、半麻等。一些手术对全身的影响较小,也不影响胃肠道的功能,手术后只要患者清醒,能吞咽,基本上马上就可以喝水,然后进食流食,再到半流食。如果使用全身麻醉,虽然不是胃肠道手术,但全麻药会引起消化道抑制,就不能够很早进食,要等到肠蠕动恢复后才可以进食。

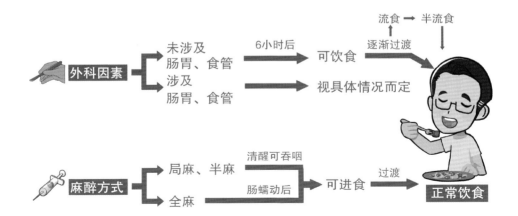

李先生：那我什么时候才可以正常活动呢？平时能不能下床走动呢？

医生：手术后多久能够走动是没有确切时间的，一般与手术大小、患者全身状况和手术部位等因素都有关。无痛人流、无痛胃肠镜等短小手术，患者清醒后观察半个小时就可以下床走动。但消化道、骨科等大手术，患者术后可能需要休息更长的时间。

像您做的半身麻醉，即椎管内麻醉，恢复时间大概为 6~8 小时，但是仍然需要根据麻醉药物的作用性质以及您自身的具体情况和身体素质来进行判断。

就拿麻醉药来说，比如短效的利多卡因，可能在术后 1 小时左右就可以恢复；长效的布比卡因以及罗比卡因，可能需要较长时间才能恢复。

一般术后只要病情允许，患者生命体征平稳、步态稳定，无头晕，恶心、呕吐轻微，自己可以耐受疼痛就可以下床走动。尽早下床走动，可以帮助患者早日康复、早日排气，防止出现下肢深静脉血栓等一系列并发症。

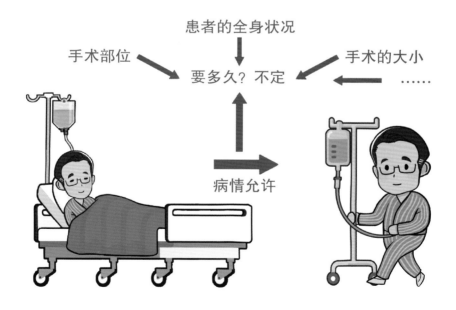

有利于早日康复

第五章
无痛分娩

怀孕38周的准妈妈小美快要到预产期了，充满期待但又不免焦虑的她忧心忡忡地来到医生办公室，想要找医生诉说心中的疑惑。

小美：医生您好，我的预产期马上就要到了，我又是第一次生孩子，听说很多产妇在生孩子的过程中都会疼得昏过去，真的有那么疼吗？

医生：小美女士您好，我来跟您解释一下。疼痛根据程度分为一到十级，像被蚊子咬一口就是一级疼痛，属于轻度疼痛；而出车祸断手断脚这种比较严重的重度疼痛则被定为十级疼痛。虽然不想吓唬您，但是生孩子的疼痛程度是达到了九级的。

第43问　什么是无痛分娩？有什么优点和风险呢？

小美：啊？医生！这么痛我可受不了啊！

医生：小美女士您先别急，我们也有对应的方法来帮助您，这个方法就是无痛分娩，医学术语称为分娩镇痛，我们会通过各种方法把疼痛减轻到产妇可以接受的程度，可有效减轻产妇在分娩时的恐惧与疲惫，使产妇具备足够的力量分娩。

小美：除了减轻疼痛，用无痛分娩方法生孩子还有别的优点吗？

医生：首先，无痛分娩是安全的。在进行椎管内分娩镇痛时，麻药的用量非常小，麻药基本不会进入母体血液当中，也不会通过胎盘对胎儿造成影响。

其次，应用无痛分娩可以帮助产妇分娩。部分女性或其家属认为应用无痛分娩会抑制宫缩，继而降低分娩速度；但从实际情况来看，不应用无痛分娩可能会导致产妇因过于疼痛而失去分娩的力气，继而延长分娩时间；而应用无痛分娩不仅不会影响子宫收缩，还可以减轻产妇的痛苦，让产妇保留更多的体力。

最后，无痛分娩的适用人群较广。大多数产妇都适合采用无痛分娩，比起剖宫产，无痛分娩可以有效减轻产妇的疼痛、加快分娩速度，而且能降低胎儿出现缺氧等问题的概率。

小美：那无痛分娩有什么缺点呢？

医生：无痛分娩可以在产程的任何时间开始干预，只要产妇因为疼痛提出分娩镇痛的需求即可开始实施。但是无痛分娩并非完全无痛，而是使疼痛降低到产妇可以接受的程度。而且无痛分娩并非适合所有体质的孕妇，所以孕妇打算采用此技术前要接受产科和麻醉科医生的检查、评估，由医生决定是否适合使用无痛分娩，有妊娠并发心脏病、药物过敏史、腰部外伤史等情况都会增加使用无痛分娩的风险，如果有这些情况要及时告知医生。

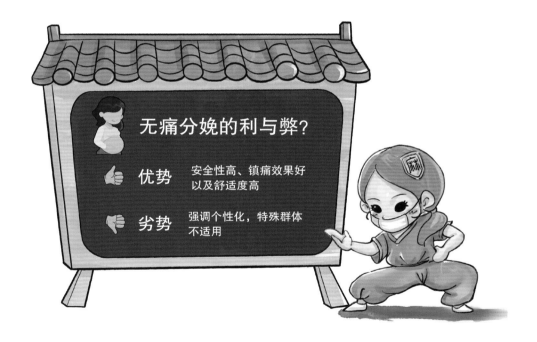

无痛分娩的利与弊？

👍 优势　安全性高、镇痛效果好以及舒适度高

👎 劣势　强调个性化，特殊群体不适用

第44问　无痛分娩的方式和手段包括哪些?

小美:无痛分娩的方法有哪些呢?如果我不想腰上被打针,还能采用无痛分娩吗?

医生:答案肯定是能。目前我国常用的无痛分娩方法主要是药物性镇痛和非药物性镇痛两种,其中药物性镇痛主要包括椎管内分娩镇痛法(类似于腰麻)、局部麻醉法等,而非药物性镇痛包括水中分娩、呼吸法以及精神安慰法等。

只是,目前最有效的镇痛方法是椎管内分娩镇痛,即俗称"腰上打针"的方法,但并不代表其他方法如音乐放松、水中待产,甚至笑气吸入等起不到镇痛的作用。因此,不想在腰上打针的孕妇,以及具有椎管内麻醉禁忌证如凝血功能障碍、脊柱侧弯等疾病的孕妇均可在医生的建议下采用其他的方法进行无痛分娩。

药物性镇痛

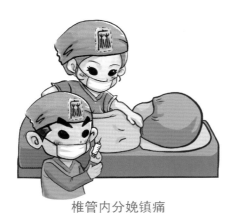

椎管内分娩镇痛

非药物性镇痛

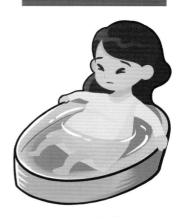

水中分娩

第45问　所有人都可以做无痛分娩吗?

小美:刚刚说到不是所有体质的孕妇都适合无痛分娩,那我可以做吗?

医生:一般情况下,大多数经过评估可以顺产的产妇都适合无痛分娩。不适合无痛分娩的情况主要包括以下三种:

第一,产妇拒绝无痛分娩;第二,经医生评估产妇无法采用阴道分娩;第三,存在椎管内麻醉的禁忌证,包括颅内高压、凝血功能障碍、穿刺部位或全身有感染的症状以及不适宜进行穿刺操作等情况。

小美：椎管内麻醉的禁忌证可以详细解释一下吗？

医生：出现以下问题的产妇不适合进行无痛分娩：出现产前出血、低血压、败血症、凝血功能障碍以及有心脏病或心功能不全的产妇；背部皮肤感染、腰部感染、腰部有外伤、脊柱畸形或有神经系统疾病的产妇；持续性宫缩乏力，使用催产素静脉滴注后仍无明显变化的产妇；如果产妇血压特别高或是无法耐受自然分娩，也不能进行无痛分娩。还有一点需要强调，穿刺的过程需要产妇配合，经常有产妇因为疼痛无法配合保持固定的穿刺体位，会增加穿刺难度和发生并发症的风险。如果产妇凝血功能有问题，还可能形成血肿压迫神经，严重时可能影响下肢运动；如果在做腰部穿刺时，产妇因为疼痛无法配合医生，可能会增加穿刺过程中硬脊膜穿破的概率，从而引发头痛。另外，在进行无痛分娩之前还要客观评价胎儿宫内状况，如果胎儿有缺氧的情况，或者有宫腔内感染，也不适合进行无痛分娩。

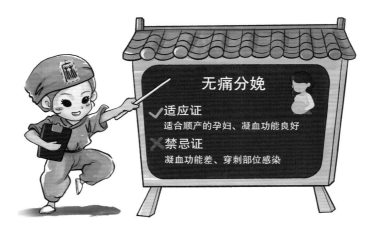

无痛分娩

✓适应证
适合顺产的孕妇、凝血功能良好

✗禁忌证
凝血功能差、穿刺部位感染

第46问　无痛分娩能做到让产妇完全不痛吗？

小美：用了无痛分娩就真的不会痛了吗？

医生：不管用什么方法都很难做到绝对不痛的，无痛分娩是让分娩时难以忍受的子宫收缩阵痛变为可忍受的，或只是感受子宫收缩而不痛。它并不是整个产程无痛。出于安全的考虑，目前国内多数医院的分娩镇痛是在宫口开到 2~3cm 时，也就是产妇感受到阵痛一段时间后进行椎管内分娩镇痛。产妇的精神状态若处于紧张、恐惧、焦虑、信心不足之中，也会增加对疼痛的敏感度。

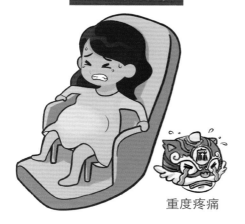

分娩镇痛前

重度疼痛

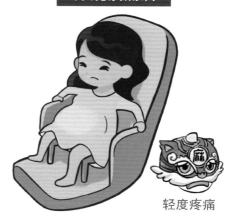

分娩镇痛后

轻度疼痛

第 47 问　无痛分娩会影响宫缩和延长产程吗？

小美：麻醉医生，无痛分娩会不会影响我的宫缩呀？

麻醉医生：无痛分娩一般不会影响宫缩。无痛分娩是通过用一定浓度及剂量的麻醉药物减轻分娩时产生的疼痛感，但是不会影响到子宫的自主收缩，所以不必担心会影响宫缩。

小美：好神奇呀！那无痛分娩会延长产程吗？

麻醉医生：首先，产妇分娩有三个产程，第一产程是开口期，这个过程是指从间隔 10 分钟左右的规律性子宫收缩开始到宫口开全；第二产程为胎儿娩出期，指从宫口开全到胎儿娩出；第三产程为胎盘娩出期，指从胎儿娩出到胎盘娩出。

无痛分娩一般也不会延长产程。并

且有研究表明，无痛分娩还在一定程度上能够缩短产程呢。无痛分娩可减轻产妇的疼痛，甚至做到无痛，缓解产妇的恐惧心理，可使产妇在第一产程中保存体力，从而在第二产程有更多的精力进行生产，所以无痛分娩不会延长产程，还会缩短产程，使用无痛分娩会提高自然分娩的成功率。

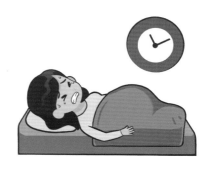

无痛分娩、产程与宫缩

Q A 第48问　无痛分娩会影响孩子的健康和喂养吗？

小美：麻醉医生，无痛分娩会影响宝宝的健康吗？毕竟是麻醉，我还是担心麻醉药会影响孩子的生长发育。

麻醉医生：无痛分娩一般不会影响小宝宝的健康。无痛分娩采用椎管内阻滞，医生在产妇的腰部硬膜外放置导管，镇痛泵中的麻醉药物浓度相当于剖宫产的 1/10~1/5，是十分安全的。人体处于疼痛状态时，会释放一种叫儿茶酚胺的物质，这种物质对产妇和胎儿都有不利的影响，甚至影响新生儿的血液和氧气供应。所以，无痛分娩还能降低胎儿缺氧的发生风险。

小美：那啥时候会影响宝宝的身体健康呢？

麻醉医生：产妇进行硬膜外镇痛时，可能会出现一过性的胎盘血液供应降低，宝宝可能会在宫内出现一过性缺氧，胎心率发生变化，医生会及时处理，通过体位和药物干预，大部分缺氧能得到缓解，小部分无法改善的缺氧，医生会采取紧急剖宫产，以确保胎儿安全。所以，在进行无痛分娩后，要严格观察产程进展和胎心率的变化。

小美：这么说我还是有些担心麻醉药会影响宝宝身体健康……

麻醉医生：不用太过担心。无痛分娩用的麻醉药对人体心血管系统和中枢神经系统的毒性是非常低的，无论是胎儿还是产妇都能耐受，安全性是有保障的。

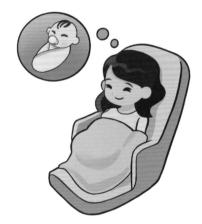

Q A 第49问　产后腰痛是由无痛分娩导致的吗？

小美：腰麻以后会不会腰痛呢？我很担心。

医生：无痛分娩一般是指经过腰背部进行穿刺，最后在椎管内注入麻醉药物来减少传递到大脑的痛觉神经信号以达到缓解疼痛的目的，这种麻醉方式本身不会引起腰痛。

一般产后腰痛是由一些手术操作、激素水平或孕妇平时的生活习惯导致的。产后腰痛的发生率在 40% 左右，硬膜外导管拔除后，一些患者的穿刺点会有局部的钝痛，一般持续数天。和普通的静脉针眼一样，随着组织的修复，这种疼痛很少会达到需要口服止痛药的程度。因此，产后持续数月，甚至数年的腰痛往往不是由腰部穿刺引起的。

产妇腰痛的原因有很多种。无痛分娩针如果要打到正确的部位，一定要穿过脊柱的一些韧带，不可避免会对韧带造成一些损伤，进而造成腰痛。另外，在怀孕的过程当中，身体会产生使韧带松弛的激素，也会导致一些产妇出现腰痛情况。倘若分娩以后，妈妈在哺乳时长时间保持一个姿势，也有可能会出现腰痛。

如果无痛分娩后出现持续的腰部疼痛，多是由腰部的肌肉劳损引起的，建议在出现腰痛后，尽量多卧床休息，保持腰部肌肉的放松，减少腰背部的活动，必要时佩戴腰围进行保护；如果局部的疼痛症状较重，可以局部外用扶他林、麝香壮骨膏或者骨痛贴膏等进行活血通络止痛治疗，也可以配合理疗，如中药封包治疗、磁疗、中医定向透药治疗等促进恢复；如果局部的疼痛经过治疗后仍反复发作，建议到医院进一步治疗。

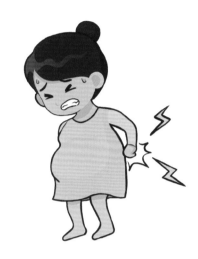

Q A 第50问　无痛分娩时，产妇的姿势是什么样的?

准妈妈小美在医生及护理人员的陪护下，已经被送进产房，在获取小美对无痛分娩的知情同意后，麻醉医生也及时待命，一切安排妥当。

小美：麻醉医生您好，马上要打无痛了，待会儿要怎么配合您的操作呢?

麻醉医生：小美您好，您只需要按照我说的去做就行，其他的交给我。

麻醉医生：首先最重要的是摆好姿势。小美你先侧躺，然后把自己想象成一只小虾米，把自己的两只腿弯曲，膝盖往肚子上顶，两只手尽可能地抱住膝盖，头靠向肚子，只有这样才能更好地打开你的腰椎间隙以方便进针。

（体位配合：侧卧位极度屈髋屈膝，双手抱膝，以完全暴露腰部，最大限度增加腰椎间隙，方便进针穿刺。）

小美：好的，医生。

麻醉医生：好的，请尽量保持这个姿势。我待会儿要在你背上靠腰的位置打针，第一针会有点痛，后面就是有点胀胀的感觉，不会再这么痛了。打针的时候千万不要缩肚子,保持这个姿势不要动,有任何不舒服请和我说。(操作配合:保持体位,切忌随意移动身体,以防干扰麻醉医生操作,增加操作时间。)

小美:好的医生,待会儿你打针的时候告诉我一声可以吗?好让我有个心理准备。

麻醉医生:没问题的,我在每个关键步骤操作前都会跟你说,请你放心。然后待会儿打完无痛在你躺平后,我会问你一些问题以确定麻醉药达到的平面,你只需要如实回答我就行啦。

(沟通配合)

小美:好的医生,那我准备好啦,开始吧!

总结:各位准妈妈们千万记住,一次完美高效的无痛分娩需要各位准妈妈、麻醉医生、产房护士及产科医生等的密切配合!

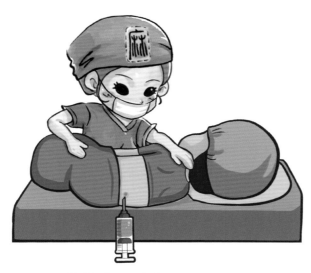

椎管内麻醉体位"虾位"

第51问　无痛分娩时,还能用力吗?

小美:打了无痛以后会不会麻啊?我还能用力吗?

医生:在无痛分娩过程中,麻醉药的使用浓度较低,安全性较高,不会对产妇的行为以及意识产生影响,鼓励产妇主动参与到分娩过程中。

通常来说,麻醉药物一般都是在产程开始、子宫收缩频繁以及阵痛剧烈时使用,通常当子宫颈开大超过3厘米后

就能够实施,当然,只要产妇有强烈意愿,在产程启动的任何时候都可以开始实施无痛分娩。但是,采取无痛分娩会降低产妇对疼痛的敏感度,以至于生产时无法正确集中用力。此时医护人员将在旁边帮助指导用力,必要时利用真空吸引、低位产钳等生产辅助工具协助产妇分娩。

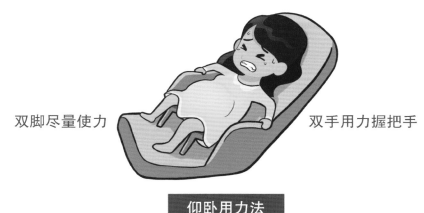

双脚尽量使力　　　　　　双手用力握把手

仰卧用力法

第52问　无痛分娩后如果无法顺产,还能不能改成剖宫产?

小美:麻醉医生,如果我无痛分娩后无法顺产,能临时改剖宫产吗?

麻醉医生:当然是可以的。产妇分娩过程中是否需要改成剖宫产,主要取决于胎儿和产妇的自身原因,与无痛分娩没有关系。

小美:这样吗?那无痛分娩会影响剖宫产吗?

麻醉医生:不仅不会,还有利于剖宫产的进行。倘若在无痛分娩的过程中,出现胎儿宫内窘迫、胎位异常等情况时,医生也会与孕妇和家属沟通后,再改成剖宫产手术,这种情况在正常的顺产中也有可能出现。

相比于正常的顺产,正在进行无痛分娩的产妇遇到这种情况的时候可及时

进入手术室实施手术；如果无痛分娩的镇痛确实已经起效，且无痛分娩置管未被污染或脱落，可以通过原先的置管处给药从而免去了再次椎管穿刺的过程，节省了手术前的准备时间。

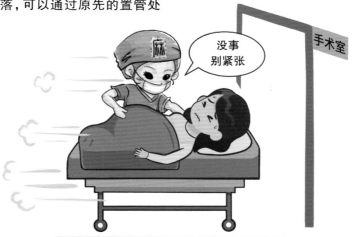

没事
别紧张

手术室

无痛分娩后无法顺产可改为剖宫产

第 53 问　我一点痛都受不了想直接剖宫产，能给我全麻吗？

小美：我还是很怕疼，能不能给我做全麻呀？

医生：很遗憾，答案是不能。

无痛分娩本质上还是大家所谓的"顺产"，即产妇要通过自己用力将胎儿生产出来，倘若打全麻后产妇便会短暂地失去自我意识，便无法通过自己用力完成分娩过程。

正如前文所说，无痛分娩并不是完全的不痛，只是在特定的时间点将分娩所带来的疼痛变得可以忍受且不影响产程。实际上，在无痛分娩时，产妇可以在一个限度内控制注入体内的麻醉药的用量，即怕疼的产妇可以在一定限度内往体内注入更多的麻醉药来镇痛。

如果实在是有不适合顺产的情况，那么可以在医生的建议下进行全麻的剖宫产，但是剖宫产手术的风险及产后的恢复难度远远大于无痛分娩。

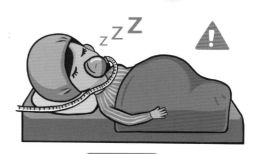

全身麻醉

第六章
无痛胃肠镜

中年女士小静最近总是感觉上腹不适,便趁着空余时间去看了医生。

医生:考虑到有多种原因都可能导致您的不适症状,所以建议您去做一个无痛胃肠镜检查一下您的消化道以便进一步确定病因。

小静:啊?!胃肠镜?!我听说这个检查做起来可难受了,尤其刚开始的时候,不断地想呕,肚子也会痛得受不了,医生,能不能换个检查啊?

医生:放心,我帮您预约的是无痛胃肠镜检查,做起来不会难受的,您只需要睡一觉,醒来就做完了。

小静:啊?真的这么神奇?无痛胃

肠镜到底是个什么东西啊?有没有什么风险啊?

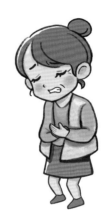

Q A 第54问 什么是无痛胃肠镜检查?有什么优点和风险呢?

医生:无痛胃肠镜就是在进行胃肠镜检查前,会先给您注射麻醉镇静药和镇痛药进行静脉麻醉,让您睡着后再进行检查。在整个过程中您不会感觉到任何疼痛、腹胀、恶心、呕吐等不适,等检查做完您就会慢慢醒来,这样您也不用太担心检查过程中的各种不适感了。

小静:哦?这么神奇!不过既然要打麻药,会不会给我带来什么风险啊?

医生:是的,正如您所说,进行麻醉

自然是有风险的,比如麻醉之后可能会出现呼吸困难、呼吸急促的情况;如果未空腹进行检查,还会有胃里面的食物和消化液反流进气管导致窒息的情况等;同时全麻过程也有可能导致患者血压和心率下降。不过话说回来,以上所说的风险只要您按照医生的安排在术前做好一系列的准备,再加上麻醉医生实时严密监测,发生的概率其实是很低的。

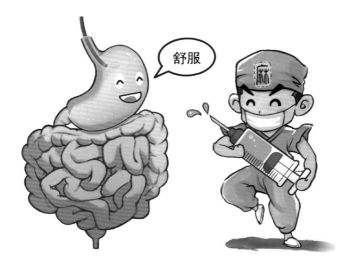

第55问　所有人都可以做无痛胃肠镜检查吗?

小静:嗯……没事,承受这一点风险总比难受几十分钟要好!那医生我现在就可以去做检查了吗?

医生:哈哈,小静女士您先别着急,不是所有人都可以做无痛胃肠镜检查的。首先,如果您在月经期或者怀孕期间就不适合进行无痛胃肠镜检查。其

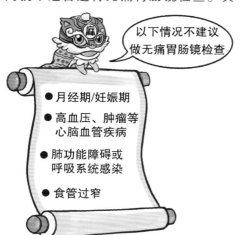

以下情况不建议做无痛胃肠镜检查

● 月经期/妊娠期

● 高血压、肿瘤等心脑血管病

● 肺功能障碍或呼吸系统感染

● 食管过窄

次,无痛胃肠镜的检查可能会带来血压和心跳的不稳定,所以如果您有未控制的严重高血压、心律失常、心力衰竭或是其他心脑血管疾病,也不建议做无痛胃肠镜检查。麻醉后可能会出现呼吸困难,所以如果您有肺功能障碍、呼吸系统感染、病态肥胖或者确诊的阻塞性睡眠呼吸暂停综合征,也不能做无痛胃肠镜检查。另外,考虑到无痛胃镜是从口腔中插入的,所以如果您张口困难或者颈部活动困难,也不适合进行无痛胃镜检查,比如张口障碍、颈颊及颌部活动受限、类风湿性脊柱炎、颞颌关节炎等。最后就是反流的高风险人群,比如肝功能障碍、急性上消化道出血、胃肠道梗阻的患者。所以,您在进行无痛胃肠镜检查之前还要完善一些检查并且经过麻醉医生的评估。

Q&A 第56问　无痛胃肠镜检查前需要做什么准备呢？

小静：哦！您说的这些理论上我是没有的，不过既然是为了降低风险，做检查评估一下也是可以的。那请问我要做些什么评估呢？另外就是我自己在检查前要做哪些准备呢？

医生：您也不必太紧张。我们其实是结合一下您最近的身体状况进一步完善一些简单的检查，比如进行心电图、超声心动图等检查评估心脏情况，以及进行传染病筛查等检查，从而进一步评估您的健康状况是否能够耐受无痛胃肠镜检查。您需要在无痛胃肠镜检查前一段时间内尽量避免食用过多辛辣食物，暂停使用阿司匹林等刺激胃肠黏膜的药物；在无痛胃肠镜检查前一天晚饭后不再吃东西，检查当天早晨不喝水，同时可

能需要提前服用甘露醇等泻药排空肠道内的残余物，提高检查的准确性。另外，如果您有高血压，需要在医生的指导下服用降压药，血压稳定后才能进行无痛胃肠镜检查。

无痛胃肠镜检查前准备

心电图检查　传染病筛查　控制血压

禁饮禁食　避免刺激胃肠

Q&A 第57问　无痛胃肠镜做完以后多久可以恢复意识和进食呢？

小静：听起来也挺简单的！哦，对了，医生，既然我要打麻药，那检查完之后多久我才能醒来？还有，检查前我已经饿了那么久的肚子，检查之后我啥时候才能吃饭呢？

医生：无痛胃肠镜采用的是静脉麻醉，目前使用的多为短效麻醉药，所以检查完之后5~10分钟您就可以醒过来并且可以自由活动了。进食的时间点原则上要听从内镜医生的指导。

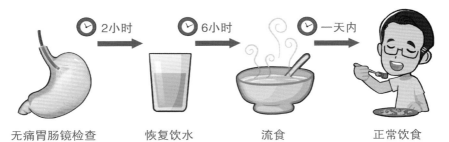

无痛胃肠镜检查　　2小时　　恢复饮水　　6小时　　流食　　一天内　　正常饮食

第58问　无痛胃肠镜术后有哪些不良反应和防治措施呢？

小静：医生，我听说做完手术后麻药药效一过会很疼的，那我检查之后会不会有什么不舒服的感觉？

医生：哈哈，小静女士您别紧张。手术之后是因为手术时对人体造成了很大的创伤，所以才会疼痛。至于无痛胃肠镜的话，对人体组织的伤害是很少的，

不过术后也可能会出现一些不良反应，比如头晕、胸闷、恶心呕吐、嗓子干痒难受、腹部胀大不适、头晕乏力、苏醒延迟等情况。不过您也不必担心，这些症状一般都是暂时的，休息后可以消失。若有不适，您可以随时和我们沟通，我们会帮助您解决这些问题。

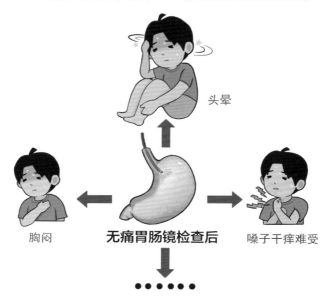

头晕

胸闷　　　**无痛胃肠镜检查后**　　　嗓子干痒难受

第59问　这两天感冒咳嗽，无痛胃肠镜检查我还能去做吗？

小静：哦，没事，我相信你们医生，有你们我就放心了！那我就去做评估检查预约无痛胃肠镜啦！

小静按照医生的嘱咐进行了一些检查，得到医生的确认之后，开开心心地预约了一个月后的无痛胃肠镜检查。

一个月后……

小静：医生，咳咳。我回来了，明天我就要做检查了，您给我安排一张病床吧。

医生：等等。你感冒了？怎么有点咳嗽呢？

小静：唉，前几天着凉了，这不昨天才退烧，今天还有点咳嗽和流鼻涕。

医生：如果这样的话，建议您最好还是晚几天再来吧。看您现在的症状，应该是急性上呼吸道感染，您目前呼吸道分泌物很多，气道也非常敏感，麻醉过程中更容易出现呼吸困难，甚至气道痉挛，有导致窒息的风险！所以建议您还是等感冒症状完全消失后一周再来检查吧。

小静：啊？！好吧，看来还要多等几天。

几天后，感冒痊愈的小静在医生的指导下完成了无痛胃肠镜的检查，又过了一天，她带着检查报告来找医生进行复诊。

医生：嗯……看上去问题也不算太大，就是有一点点轻微的慢性胃炎，您以后少吃一些刺激性的食物，比如冰冷的、辛辣的等等，每顿饭也不必吃得太饱，避免导致急性胃炎。

小静：谢谢医生！这次无痛胃肠镜感觉挺不错的，最近我那个超重的小孩和老妈肚子也有点不舒服，能不能带他们也过来做一下无痛胃肠镜？

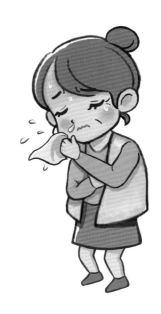

第 60 问　肥胖患者做无痛胃肠镜检查有哪些要特别注意的？

小静：医生，我儿子比较胖，他能做无痛胃肠镜检查吗？

医生：理论上您可以带他过来做，但是可能前期工作要做得更多一些。首先，您儿子是不是晚上会有打鼾的习惯？（此时小静点了点头。）那么，您儿子因为肥胖，可能患有阻塞性睡眠呼吸暂停低通气综合征，这会导致夜间通气困难，而最直接的症状就是夜间打鼾。这类人群进行无痛胃肠镜检查极有可能在麻醉后出现严重的呼吸困难甚至呼吸暂停，风险极大，因此可能需要提前咨询专科医生，是否有进行胃肠镜检查的必要性。如果必须要进行胃肠镜检查，需要请耳鼻喉专科医生检查，明确是否患有阻塞性睡眠呼吸暂停低通气综合征。如果确认患有这类疾病，建议可先考虑行普通胃肠镜检查，如果必须要进行无痛胃肠镜检查，需要患者和家属充分了解以上风险，并在麻醉医生严密的监测下实施麻醉。

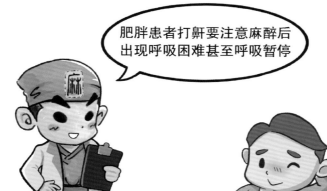

第61问　老年患者做无痛胃肠镜检查有哪些要特别注意的?

小静:医生,我再问一个问题,我母亲 70 多岁了,她能做无痛胃肠镜检查吗?

医生:对于您母亲来说,老年患者一般身体机能逐渐衰退,并可能伴有相关基础性疾病。一般来说,若患者患有严重的心脑血管系统疾病或呼吸系统疾病,在麻醉时出现意外的可能性更大,因此并不建议老年人进行无痛胃肠镜检查。在医生的评估下认为可以接受无痛胃肠镜检查的老年人,则须在检查前充分休息,合理饮食,调整好自己的身体状态,并按照医嘱按时禁食、清空肠道等,不可过度劳累。若出现身体不适状况,则需要及时咨询医生,必要时推迟无痛胃肠镜检查。所以您的母亲和儿子如果要做无痛胃肠镜检查,检查前需要做更充足的准备。

小静:哦,这样啊。谢谢医生,过几天我再带我儿子和母亲过来看您!

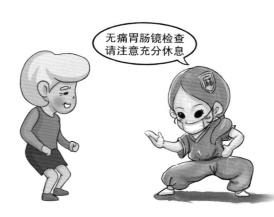

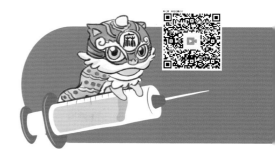

第七章
其他无痛诊疗

　　小美很喜欢小孩子,一直希望能够有一个自己的孩子,眼看着适合怀孕的年龄要过去了,于是在这一年里,小美和丈夫积极备孕,但是却没有什么进展。他们内心都很着急,这时他们听说有试管婴儿这个技术可以帮助受孕,他们都跃跃欲试。然而,小美在感到开心的同时,又担心试管婴儿的安全性。在了解有无痛取卵这个步骤之后,内心的顾虑更深了,她决定找医生咨询相关的问题。

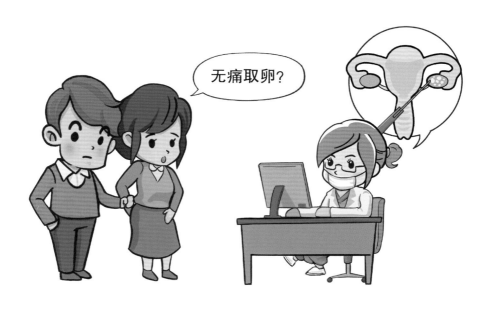

第 62 问　什么是无痛取卵？有什么优点和风险呢？

小美：医生，我想和先生一起尝试一下试管婴儿，但是对这个又有些顾虑。我知道如果做试管婴儿的话，我得取卵。听说有无痛取卵这个技术，它大致是怎么样的呢？

医生：取卵手术是指在卵泡发育成熟时，用带有软导管的采卵针穿过阴道穹窿直达卵巢，吸取卵子与卵泡液并立即将其转移到培养器皿中进行培养和受精，是试管婴儿中重要的一环，但是不少女性都因为害怕取卵过程中的疼痛而有所顾虑。无痛取卵这项技术则可以打消患者的顾虑，它通过静脉麻醉药物诱导患者暂时失去意识，让患者可以舒适地度过取卵这一过程。

小美：那无痛取卵有什么优点吗？

医生：相比起传统的取卵方法，无痛取卵减轻了患者的疼痛和不适感。虽说有穿刺，但在麻醉药物的辅助下，疼痛的程度已经大大降低，一般只有轻微的疼痛，就像抽个血一样，这样可以让女性更舒适地度过整个过程。除此之外，麻醉药物的使用可以减少因患者紧张、无法耐受疼痛等原因无法配合手术，而导致穿刺失败的情况，增加安全性，从而使取卵更加顺利。

小美：那无痛取卵有什么风险吗？

医生：虽说无痛取卵给女性提供了舒适的治疗方式，但是在静脉麻醉状态下取卵确实存在一定的风险。

首先，取卵操作本身可能会影响生殖健康。术中和术后可能会出现出血、感染、盆腔粘连等并发症。其次，取卵可能给卵巢带来伤害。因为在取卵前会对女性使用促排卵药，以刺激卵巢排卵，而在使用的过程中会存在过度刺激的风险。如果滥用促排卵药则有可能导致月经紊乱，从而导致卵巢早衰，因此应避免过度取卵。另外，麻醉药物的主要作用是抑制中枢神经系统对外界刺激的反应，所以在使用静脉麻醉药物后，可能会出现呼吸抑制、血压和心率下降等情况，极少数过敏体质的人甚至可能会对麻醉药物过敏。

因此，如果想要尽量减少这些风险，您应该选择正规并且有资质的医院就诊。有资质开展试管婴儿的机构多数已经建立了完善的就诊流程和成熟的诊疗规范，这些机构中无论是生殖科医生还是麻醉医生都具有丰富的临床经验，所以能够最大程度地规避上述风险。

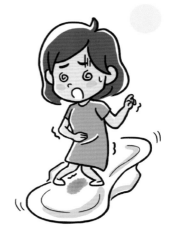

无痛取卵可能导致月经紊乱

第 63 问　无痛取卵会影响卵子质量和宝宝发育吗？

小美：无痛取卵的时候需要麻醉，再加之试管婴儿又是体外受精，这会影响卵子的质量和宝宝的发育吗？

医生：目前，国内外的相关研究已经证实：与没有实施麻醉的人相比，全身麻醉的人在卵子质量、受精率及妊娠率方面都没有明显的差别。无痛取卵技术中所用的麻醉药物是一种短效静脉麻醉药，取卵结束后很快会被身体代谢，而且麻醉医生会根据每个人的体重、既往病史等，使用合理的药物剂量，所以通常情况下对于取卵者没有明显的副作用，也不会影响卵子质量和胚胎质量，也就是说宝宝是可以健康长大的。不仅如此，无痛取卵中最常使用的药物是丙泊酚，经国际生殖健康研究表明：丙泊酚在卵巢穿刺取卵术中可以减轻取卵者的整体应激反应，降低术中体动，提高获卵率，对患者的康复和后续试管婴儿孵育都有一定的益处。

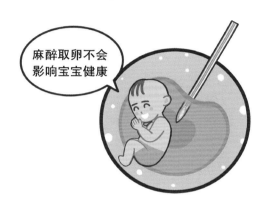

麻醉取卵不会影响宝宝健康

第 64 问　无痛取卵前需要进行哪些准备呢？

小美：那无痛取卵之前需要进行哪些准备呢？

医生：在进行取卵手术之前，麻醉医生会对准备行无痛取卵的患者进行评估，包括病史询问、体格检查、实验室检查与特殊检查、患者的精神状态等多个方面。而患者需要在取卵的前一天晚上十二点后禁食、禁水直至手术结束，这是为了减少胃内容物，避免手术麻醉期间胃内容物反流，造成误吸。此外，患者在手术过程中不宜化妆和佩戴首饰，因为化妆会影响麻醉医生对面色的观察，佩戴首饰会妨碍医生进行操作。如果在取卵当天有任何不适，患者需要及时和麻醉医生进行沟通，让麻醉医生判断是否能继续进行手术。

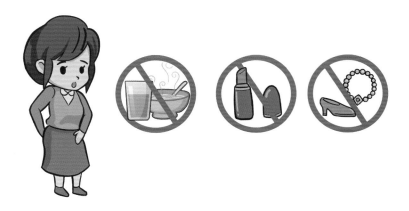

第 65 问　无痛取卵后有什么不良反应和防治措施?

小美：医生，做完无痛取卵后会有什么不良反应吗?

医生：取卵后，阴道区域可能会有些酸痛，阴道有少量出血或者褐色分泌物；腹部伴有痉挛、疼痛、胀气，这些情况可能会持续 3~5 天。如果出现腹痛不缓解甚至加剧、阴道出血、尿痛、排尿困难等现象，需要及时来院就诊。

小美：那有什么办法能够预防不良反应吗?

医生：做完取卵手术后，首先，我们要密切关注身体变化，多饮水、勤解小便，注意腹痛、阴道流血、尿痛、尿色等情况。其次，不要按摩或按压腹部，禁止盆浴，淋浴时水温不可过高，需要保持外阴清洁。饮食上尽量以高蛋白、高维生素的食物为主，例如蛋白、牛奶、鱼类、蔬菜等，以保持大便通畅。此外，还应该注意休息，避免剧烈运动。因为促排卵过程会使卵巢体积增大，所以在进行

如走路、翻身、弯腰等日常活动时一定要轻慢。最后，患者在无痛取卵的术后 24 小时内不得驾驶交通工具、从事高空作业等，术后两周不可同房。最重要的是，倘若身体不适，一定要及时寻求医生的帮助。

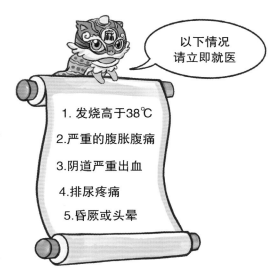

以下情况请立即就医

1. 发烧高于38℃
2. 严重的腹胀腹痛
3. 阴道严重出血
4. 排尿疼痛
5. 昏厥或头晕

小玲和新男朋友交往 3 个月之后发现意外怀孕，但是目前正处于事业上升期，暂时没有结婚和生育的计划，与家人和男友商量之后最终决定接受人工流产。但她很怕疼，同时也害怕自己在人流过程中情绪激动，无法坚持，于是来到麻醉医生的办公室，想要了解一下相关内容。

小玲：麻醉医生您好，我准备做人流，但是又很怕疼。妇产科医生告诉我可以来您这里看看能不能做无痛人流，您能给我讲讲吗？

麻醉医生：当然可以的，您有什么想了解的都可以问。

第 66 问　无痛人流是一直没有痛觉吗？

小玲：我真的很怕疼，所以我想知道无痛人流真的是一点都不痛吗？

麻醉医生：无痛人流是在静脉麻醉下进行的人工流产，在手术当中不会有疼痛的感觉，但是术后可能会有宫缩引起的疼痛，清醒以后会有轻微的下腹部坠痛，如果怀孕时间比较长，下腹部坠痛的症状比较明显；而在怀孕 45 天左右做无痛人流，流产以后基本感觉不到疼痛。

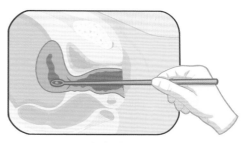

无痛人流

第 67 问　无痛人流术前术后有什么注意事项呢？

小玲：那我做手术前后有什么需要注意的吗？

麻醉医生：在手术之前，要做健康检查，如果有急性传染病以及严重的全身性疾病或急性生殖器官炎症，此时不宜手术。如果确定进行手术，有三点需要注意：第一，术前要禁饮禁食 6 个小时；第二，最好穿连衣裙之类宽松的衣物，便于医护人员帮助您在操作前后穿脱内裤；第三，需要事先准备好卫生巾，因为术后，患者会出现阴道流血的情况，需要垫上卫生巾。

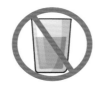

术前禁饮禁食6小时　　穿宽松衣物　　备好卫生巾

麻醉医生：在手术之后也有几点注意事项。

1. 术后当场注意事项　　手术结束后患者意识一般很快会完全恢复，需要在医院观察室观察至少30分钟，注意有无阴道流血及其他不适，无异常表现者可自行离院，但要注意术后当天需要有人陪同回家，不能独自驾驶车辆。

2. 饮食　　手术完成2小时之后，如果您自己觉得已经比较清醒，没有恶心、呕吐、头晕等不适，可以尝试小口、分次饮用清水、无渣果汁等清亮的液体，术后4~6个小时可以尝试食用稀粥、肉汤等半流质食物，术后12小时无特殊不适就可以恢复正常饮食。多食用高蛋白食物，如猪瘦肉、蛋奶类，多食用新鲜果蔬，补充水分，忌食刺激性食品，如辣椒、酒等，也应忌食螃蟹等寒性食物。

3. 运动　　术后当天不宜进行剧烈运动，需要适当休息，术后第二天可逐渐恢复正常体力活动，但要避免剧烈运动及劳累，根据具体情况，可适当进行体育锻炼，以增强体质。

4. 日常　　术后由于子宫口还没有完全闭合，子宫内膜未完全修复，应注意个人卫生，尤其阴道卫生，避免引起宫腔感染，每天应用温开水清洗外阴部，勤换卫生巾，术后1个月内禁止盆浴、禁止性生活。

5. 院外监测与复诊指征　　出院后注意监测体温变化、观察阴道有无出血、有无下腹部疼痛等，如果术后出现阴道不规则流血超过10日、体温升高、下腹部疼痛不止等不适以及B超检查发现宫内异常，应及时到医院就诊，无异常表现的患者可一个月后进行复诊。

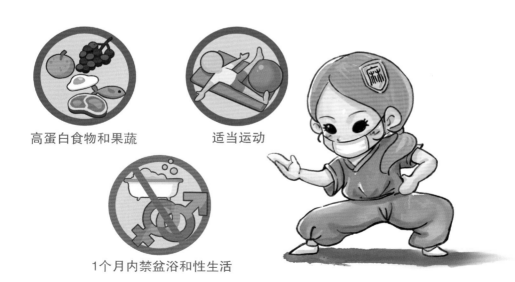

高蛋白食物和果蔬　　　　适当运动

1个月内禁盆浴和性生活

第68问　无痛人流后有哪些常见不良反应和防治措施呢？

小玲：那做了手术之后会有什么副作用吗？有没有什么防治措施呢？

麻醉医生：施行无痛人流手术可能会导致子宫内膜损伤、宫腔粘连、宫腔积血，月经量减少、闭经，甚至丧失生育能力，如果发生术后感染可能还会导致慢性盆腔炎的发生，若流产不全还需要再进行刮宫术。当然也有对应的防治方法，我们会在手术中使用抗生素防止感染，手术后也会对可能产生感染的患者使用抗生素。而患者手术后也应该注意个人卫生，比如勤洗勤换衣物、保持私处清洁卫生，可以多食用高蛋白食物，提高免疫力来预防、减少不良反应。

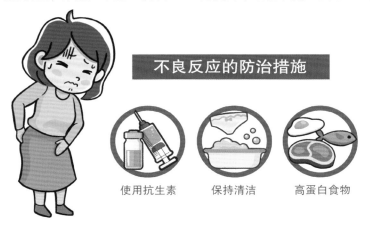

不良反应的防治措施

使用抗生素　　保持清洁　　高蛋白食物

第69问　什么是无痛宫腔镜检查？有什么优点和风险呢？

小婷近半年来觉得月经量比以前多了很多，而且月经期间痛经的情况明显加重，为了寻求止痛治疗来到了麻醉疼痛门诊。

小婷：医生，我这小半年来例假总是出血量很大而且持续时间比之前多好几天，还有难以忍受的痛经，我这种情况怎么治疗呢？

医生：我们麻醉科可以帮您初步解决月经疼痛的问题。但您现在的情况，我建议您先去妇产科就诊并进行相应的检查，如宫腔镜等，来帮助诊断您具体的病因。

小婷：医生，那做宫腔镜会不会很痛啊？我很怕痛的……

医生：不会的，我们目前有无痛宫腔镜的检查办法，配合麻醉药物，比起普通宫腔镜，疼痛程度已经大幅降低了。而且相对于普通的宫腔镜检查，无痛宫腔镜检查的优势在于患者在检查过程中能够更加配合，不会因为紧张、害怕、不自主的肢体动作等个人因素而增加风险。

小婷：那做无痛宫腔镜有这么多优势，就没有什么风险吗？

医生：不能说完全没有风险。麻醉药物的主要作用是抑制中枢神经系统，对循环系统也有一定的抑制作用，所以在使用静脉麻醉药物后，可能会出现呼吸抑制、血压和心率下降等情况，极少数过敏体质的人甚至可能会对麻醉药物过敏。这类风险主要与患者自身的情况及手术的大小有关系。但是我们对麻药的特性已经非常了解，也积累了丰富的用药经验，在检查过程中我们会尽力将风险降到最低的！

小婷：好的谢谢医生，我大概了解了。

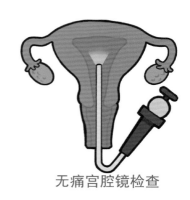

无痛宫腔镜检查

第70问　医生会建议哪些人进行无痛宫腔镜检查？

小婷：医生，无痛宫腔镜对比普通宫腔镜有这么多好处，那哪些人建议做无痛宫腔镜的检查呢？

医生：要回答这个问题，首先要明白哪些人要做宫腔镜。宫腔镜主要适用于子宫内及生殖道出现异常，需要排查病因的患者，如异常子宫出血、怀疑宫腔粘连或畸形以及需要做人流的女性群体等。无痛宫腔镜对于需要做宫腔镜手术但身体较为虚弱或心理承受能力较弱的女性来说，无疑是一种福音。如早孕少女、年轻女性或老年妇女等，有条件的话我们一般都建议选择无痛宫腔镜。

小婷：医生，无痛宫腔镜这么好，是不是女性有需要都能做啊？

医生：那当然不是啦，在无痛条件下进行宫腔镜还是有许多禁忌证的。例如高龄女性，或是患有心脏病、肺部基础疾病，比如先天性心脏病、冠心病、哮喘、慢性阻塞性肺疾病等疾病的患者，使用麻醉药物之后心肺功能可能受到明显的抑制，所以这类人做无痛宫腔镜会有一定概率出现呼吸抑制、血压及心率下降的情况，严重的或者是对药物反应比较敏感的，可能会出现心脏骤停。另外如果合并有肝脏或肾脏疾病，例如慢性肝炎、肝硬化、肾功能不全等疾病的患者，可能会出现苏醒延迟的情况。虽然如此，您也不用过于担心。因为我们麻醉医生在用药之前都会结合您的情况进行详细的评估，尽量将这些风险降到最低。

小婷：好的谢谢医生，我大概了解了。

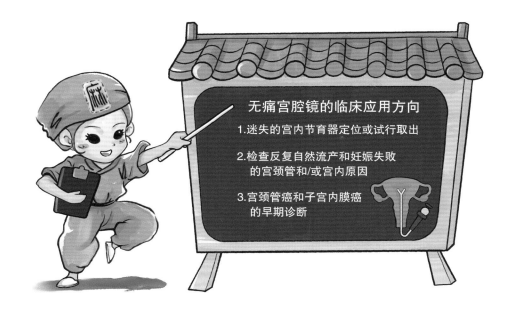

无痛宫腔镜的临床应用方向

1. 迷失的宫内节育器定位或试行取出

2. 检查反复自然流产和妊娠失败
的宫颈管和/或宫内原因

3. 宫颈管癌和子宫内膜癌
的早期诊断

第71问 什么是无痛电抽搐治疗？有什么优点和风险？

李先生：医生，我听我儿子说他有个同学压力太大得抑郁症了，最近情绪不太稳定。他的家人带他去心理科门诊看病，心理科的医生说可以住院做无痛电抽搐治疗，让他先去麻醉科门诊做评估。想问问无痛电抽搐治疗是怎么做的呢？过程会很久很复杂吗？

医生：电抽搐治疗（ECT）是治疗抑郁症的一种方法，通过给予中枢神经系统适量的电流刺激，引发大脑皮质的电活动，同步化诱发一次放电，引起患者短暂意识丧失和全身抽搐发作，达到治疗的目的。

而无痛电抽搐治疗，简称 MECT，又叫做改良电抽搐治疗，医生会在电刺激前通过静脉留置针注射适量的静脉麻醉剂和肌肉松弛剂，使通电后抽搐不明显或不发生，避免骨折、关节脱位等并发症发生。MECT 一个疗程一般包含 6 到 7 次治疗，所以这类治疗我们一般是将患者收入院之后才会进行。

李先生：原来是这样。那这种方法相比其他传统方法有什么优点吗？

医生：当然，MECT 有很多优点。首先，患者在安睡状态下治疗，无痛苦、安全而且疗效显著，消除了患者和家属的害怕、恐惧、紧张心理，能被患者和家属接受。其次，它降低了传统电抽搐治疗引起的骨折、牙齿松动等不良事件的发生率；同时减弱肌肉抽搐，减少了机体在短时间内剧烈耗氧的风险；还能显著缓解紧张和电刺激后导致的高血压、心率过快等状态。总体来说它的副作用明显小于清醒的电抽搐治疗，而且起效快，治疗效果显著。随着麻醉和监测技术的进步，现在 MECT 的适用人群也有所扩大，对年龄无绝对限制，如患者一般状况好，年龄可放宽为 13 ~ 70 岁。MECT 对患有精神疾病的孕妇更加安全有效。

李先生：但既然是电击，那它还是有一定的风险吧？

医生：那确实。首先，MECT 中最常用的静脉麻醉药物是丙泊酚，这类药物在注射时对血管有一定刺激，患者可能会感受到不同程度的注射痛，加上接受这些治疗的人群一般不太听话，配合程度比较低，可能会难以忍受这样的疼痛，出现肢体挣扎的情况。但是这种痛一般持续不到 10 秒钟，患者就会因为麻醉药物的作用睡着，总体来说还是比较安全的。

另外，静脉麻醉药物可能会对心肺功能、循环系统有一定抑制作用，应用于年纪大、心肺基础疾病较多的患者可能会有血压显著降低、心跳变慢等循环系统被抑制的风险。

在患者睡着之后，我们才会加用短效的肌肉松弛剂，这类药物的特点是在发挥肌肉松弛作用之前，会先诱发从头到脚全身肌肉的一次轻微抽动。我们观察到这类抽动完全消失、明确肌肉松弛之后，才会进行电击。电击过后，肌肉松弛效果消除之前，我们都会帮助患者进行辅助呼吸、维持氧供，直到肌肉松弛和麻醉效果完全消失、患者苏醒，MECT 治疗才算结束。

在这个过程中，有极少部分患者可能会因为药物过敏出现休克的情况。部分患者在治疗后可能会出现头疼头晕、感觉混乱、记忆损害等不良反应。如果电击时间没有把握好，肌肉抽搐太强烈，也可能会导致术后肌肉疼痛，甚至关节脱位和骨折等等。

虽然 MECT 可能会有上述风险，但是它的治疗效果是非常明确的。一般能开展这类治疗的机构里，精神心理科和麻醉科医生都有非常丰富的处理经验，所以不用过度担心。

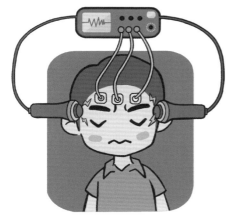

电抽搐治疗（ECT）

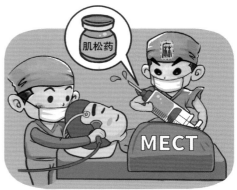

肌松药

无痛电抽搐治疗（MECT）

第72问　哪些人需要接受无痛电抽搐治疗?

李先生：那么除了像那孩子一样的，还有哪些人需要接受这样的治疗呢?

医生：无痛电抽搐治疗是精神科疗效显著的一项物理治疗方法，常用于抑郁症及精神分裂症的治疗。但是这个方法的适用人群并不只是严重抑郁症患者。无痛电抽搐对兴奋躁动、执拗木僵的患者也有很好的效果。因为无痛电抽搐既可以把低落的情绪往上提，也可以把躁狂的情绪往下降，对两种极端的情绪都比较有效，一定程度上能起到情感稳定剂的作用。另外，有一些患者服用药物治疗无效或对药物不能耐受，也可以尝试用无痛电抽搐治疗。

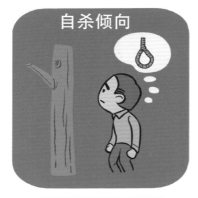

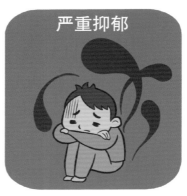

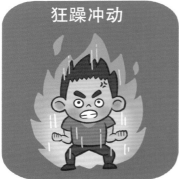

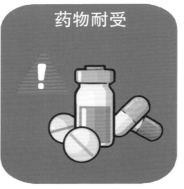

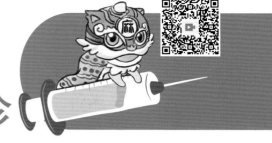

第八章
麻醉与疼痛门诊

　　小明的奶奶最近感到腰部针刺样疼痛并于两天后出现成簇小水疱，整体呈带状缠绕于腰部。小明的爷爷说这是民间俗称的"缠腰龙"，奇痒奇痛难忍，且很难治疗。作为医学生的小明把奶奶的难受看在眼里却又无能为力，于是忧心忡忡地来到疼痛门诊的医生办公室。

　　小明：医生您好，我奶奶得了"缠腰龙"，听说很难治疗，看奶奶痛得那么厉害，我实在放心不下，就带她来你们疼痛门诊看看医生，不知道合不合适？

　　医生：小明同学你好，我来跟你解释一下，疼痛门诊是专门解决各种原因导致的疼痛，你奶奶的问题是我们疼痛门诊的一个重要专科疾病，来我们科室就诊是很合适的。

第73问　疼痛门诊主要看什么疾病？

　　小明：医生，我奶奶主要是皮肤上出现红肿，为什么可以来疼痛门诊啊？疼痛门诊主要是看什么疾病呢？

　　医生：你奶奶这种病是带状疱疹，俗称"缠腰龙"，疼痛是由于水痘－带状疱疹病毒再激活并侵犯脑神经及脊髓神经而引起的。而我们的疼痛门诊的主要治疗范围包括脊柱、肌肉及软组织相关慢性疼痛，神经病理性疼痛，药物难以控制的癌痛，不明原因的疼痛，与神经相关的非疼痛性疾病等。带状疱疹相关性疼痛是一种神经病理性疼痛，是疼痛门诊的重要诊疗病种之一。

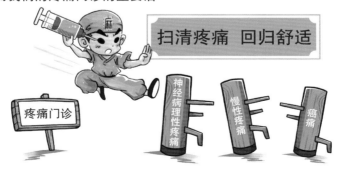

扫清疼痛　回归舒适

第74问　麻醉医生治疗疼痛有哪些技术手段？

小明：医生，我想知道麻醉医生的治疗手段有哪些啊？作为医学生，想向您请教请教，有什么方法能帮助像我奶奶这样的患者减轻疼痛。

医生：如果是在手术后，麻醉医生通常需要配合医生选择口服用药、肌内注射、静脉输注等方式为患者止痛。第一种方法是口服用药，针对手术后疼痛较为明显的患者，配合医生选择药物从而达到止痛的目的。第二种方法是肌内注射，一般在口服药物治疗效果不佳后会采取注射药物的方式止痛。第三种方法是静脉输注镇痛药物，从而达到镇痛效果。像你奶奶这种神经病理性疼痛患者，我们一般不用静脉输注的方法，这种手段大部分是需要局部或全身麻醉时才会用到，带状疱疹相关性疼痛治疗难度较大，治疗这种疼痛，通常需要采用综合治疗手段，需要联用口服药物、神经阻滞、微创治疗、中医药技术如针灸等方法才能妥善治疗。

小明：好的，谢谢医生！

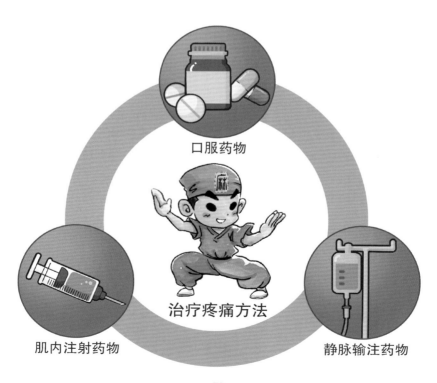

口服药物

治疗疼痛方法

肌内注射药物

静脉输注药物

Q&A 第75问　腿脚麻木疼痛该如何治疗？

小明：医生，我看好多人都有不同程度的腿脚麻木疼痛，像我爷爷一样，上下楼梯都很不方便，很影响生活质量。

医生：是的，轻度、中度和重度腿脚麻木疼痛已经成为影响中老年人生活的一大问题，严重的脊柱疾病和中风会导致腿脚麻木，但较为常见的导致腿脚麻木疼痛的原因是疲劳过度和腰椎间盘突出。

小明：对，我爷爷患有腰椎间盘突出，请问医生，他的腿脚疼痛和这个病有关联吗？面对不同的腿脚麻木疼痛的患者，临床上又有哪些治疗手段呢？

医生：轻微的腿脚疼痛的患者可以采取局部按摩、热敷等方法来缓解，这些方法对于下肢水肿、肌肉萎缩、腿脚麻木、膝关节疼痛等也有一定的缓解作用。对于腰椎间盘突出引起的腿脚麻木疼痛，我们可以指导患者适当休息、进行功能锻炼，同时使用抗炎镇痛、营养神经的药物等。当然，药物的使用应在医生的指导下进行，同时可以考虑配合热敷

理疗、牵引等方法。当保守治疗无效，或者出现神经功能明显受损时，也可以选择手术治疗。

小明：好的医生，有空我带我爷爷来诊断一下。

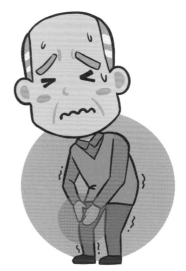

腿脚麻木疼痛

Q&A 第76问　肩膀疼痛麻木该如何治疗？

小明：医生，我最近快期末考试了，天天熬夜复习，这几天肩膀都很酸痛，请问这是什么原因引起的呢？肩膀痛常见的病因都有哪些呢？

医生：肩膀痛的常见病因有颈椎来源、肩关节来源和肌肉来源，肩痛除了肩本身以外还有可能是其他器官发生了病变，如肺部疾病和糖尿病也可能引起

肩痛。你这种情况可能是长期伏案工作或低头，肩膀长时间保持一个姿势造成的肌肉问题，我帮你用手法放松一下，后续改善生活、工作习惯，坚持康复锻炼就好啦。

小明：那请问医生，各种各样的肩膀痛应该怎么治疗呢？

医生：治疗肩膀痛，首先需要明确原因，否则单纯使用止痛药可能会耽误病情，造成比较严重的后果。如果一般治疗、普通止痛或理疗效果不明显，一定要去医院进行进一步诊断。

小明：好的，谢谢医生！

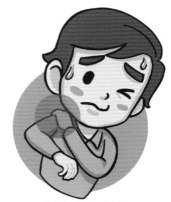

肩膀疼痛麻木

第 77 问　带状疱疹后神经痛该如何治疗？

小明：医生，我想知道像我奶奶这样的带状疱疹如果皮肤上的红肿好了，腰部还有疼痛是为什么啊？

医生：你奶奶这种情况也称为带状疱疹后神经痛，定义为患带状疱疹后持续一个月及以上的疼痛，是带状疱疹最常见的后遗症，疼痛剧烈，长期严重影响患者生活质量，常表现为烧灼样、刀割样、电击样疼痛，也可有触碰痛。目前，仍有相当部分的患者因不同的原因，未能得到及时、规范的治疗，导致长时间承受剧烈疼痛，且治疗难度随着时间推移进一步增大，所以有一个原则，就是一旦明确诊断带状疱疹后神经痛，须尽早、规范治疗，这是控制疼痛的关键。治疗上常需要采用综合治疗方法，包括口服药物、神经阻滞、微创治疗、中医药技术如针灸等。

小明：谢谢医生，我们会注意的。

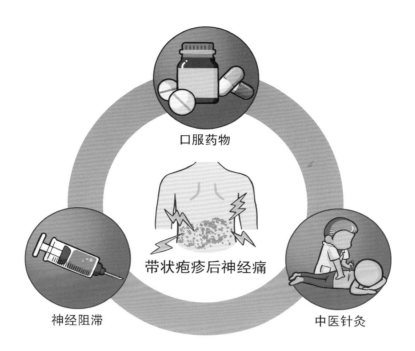

口服药物

带状疱疹后神经痛

神经阻滞

中医针灸

Q&A 第78问　经常头痛可以用麻醉药治疗吗?

小明:医生,我看网上很多人说经常头痛,看来这个问题已经很影响大家的生活了。

医生:是的。造成经常性头痛的原因有很多,有直接出现头痛症状的原发性头痛,也有其他疾病并发头痛的继发性头痛。患者可以根据自身状况进行对照判断,还有一种头痛是头部受到外伤所引起的,如颅骨骨折等压迫到脑髓造成头痛,这种情况要特别注意,在临床上是很棘手的问题,需要特别小心,要及时送医。

小明:好的医生,那这几种头痛可以怎么治疗呢?

医生:饮食治疗等方法虽然目前未能证实有明确的疗效,不过,这些治疗措施并不会给病人带来重大的危险,所以也可以一试。继发性头痛的治疗取决于基本疾病的治疗,如脑膜炎,及时的抗生素治疗至关重要,随后,可以应用镇痛剂包括非类固醇抗炎药或阿片类麻醉剂来对症治疗头痛。某些疾病需要更为特殊的治疗,例如,颞动脉炎须用肾上腺皮质激素治疗,而良性颅内高压症须用乙酰唑胺或利尿剂,并配合减轻体重来治疗,硬膜下血肿或脑肿瘤则需要外科手术治疗。由心理医生指导的应激处理方法往往能使头痛的发病率有所降低。但是大多数病例并不需要深入的心理治疗，医生只需要做到体谅病人，承认患者的头痛是真实的，能对患者定期正规随访。鼓励对一些情绪难题展开讨论，如果这些情绪难题是慢性头痛的前因或能对患者起到一定的帮助。医生可以告诉患者不存在器质性病变，消除其不必要的顾虑，并对如何重新调整、适应环境，以及消除刺激物和应激反应提出一些具体的建议。而对一些特别困难的头痛问题，由临床医生、心理治疗医生和理疗师共同组成的小组来处理最为有效。

小明：好的医生，我明白了。

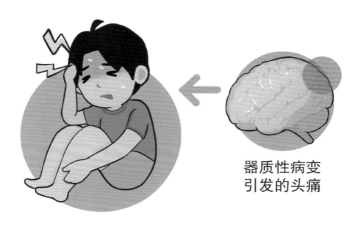

器质性病变
引发的头痛

第 79 问　神经封闭针是打一针就够了吗？

小明：医生，我看很多运动员受伤之后都会打神经封闭针，从而起到镇痛作用。请问这种神经封闭针是什么呢？

医生：我来跟你解释一下什么是封闭针。封闭针即封闭疗法，是用局部麻醉药物注射在局部组织内以缓解疼痛。局麻药的作用为暂时阻断局部神经传导，从而缓解病痛。激素类药物注射疗法是治疗软组织损伤的最常用方式之一，而且这一治疗方式在国内已经有 40

多年历史。封闭针是之前的称谓。现今众多从事疼痛相关的医生注重在准确诊断的基础上，利用各类影像设备的引导，进行精准注射治疗，大大提高注射治疗的疗效并减少相关副作用。

小明：封闭针效果这么好，是不是打一针就够了呢？

医生：并不是这样的，封闭针需要有一个完整的疗程来缓解疼痛。但是要注意，虽然打封闭针时疼痛并不明显，但是在打完 1~2 天后打针局部可能会有明显的痛感。这可能与药物会使病变部位局部压力升高有关，不过这一症状会很快消失。如果选择封闭针治疗，一定要按完整疗程治疗，不要随意停止，否则会降低治疗效果。为了防止感染，封闭注射应在正确规范下进行，根据病情严格掌握剂量。特殊人群如糖尿病患者在注射封闭药物后，血糖可能会升高，如果糖尿病患者近期血糖不稳定，可将血糖调整稳定后再进行封闭治疗。综上所述，封闭针也不是一针见效，具体的疗程和使用剂量都需要根据患者自身状况确定，封闭针的使用也要在严格无菌的情况下实施。

小明：好的医生，长见识了！

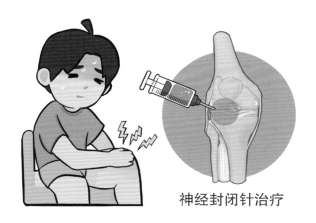

神经封闭针治疗

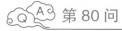 第 80 问　如何服用止痛药才既有效又能避免上瘾呢？

小明：医生，我看我女朋友来例假的时候非常痛苦，而且每个月都要经历，我看了心里也很难受，又帮不上什么忙。

医生：确实如此，女孩子痛经的时候是非常煎熬的。

小明：她跟我说实在不行就吃止痛药，我又觉得吃止痛药的副作用很大，怕她以后上瘾。所以想请教一下医生，怎么正确服用止痛药才能有效避免上瘾等副作用呢？

医生：我来解答一下你的疑惑。作为医生，我想说其实不止止痛药，无论服用什么药物，都要科学用药，这样才能保障疾病的恢复。

小明：好的医生，那具体到止痛药呢？

医生：对于止痛药的服用更要格外注意，首先要根据患者的实际病情，决定服用药量的多少，一般用药原则为药量由小到大、交替用药、按时给药、阶梯用药等，只有这样才能更好地控制病情，保障患者健康恢复。对于患者来说，最重要的一点就是遵医嘱用药或者按使用说明书用药，这样才能保证药物的各种作用在可控范围内。无论使用任何止痛药都必须牢记以下五个要点。第一，应选择正确的药物治疗病症，若有疑虑，应咨询药剂师或医生。第二，详细阅读药品说明书，按说明书指示服用。第三，找出其他正在服用的药物，以免药物剂量超标。第四，将药物储存在阴凉、干燥及安全的地方，远离孩童的视线范围及可轻易触碰或拿到的地方，降低误服药物的意外风险。第五，应选择有药剂师的正规药店，不胡乱购买止痛药，切勿轻信其他未经核准的不知名药物。

小明：谢谢医生！我马上告诉她。

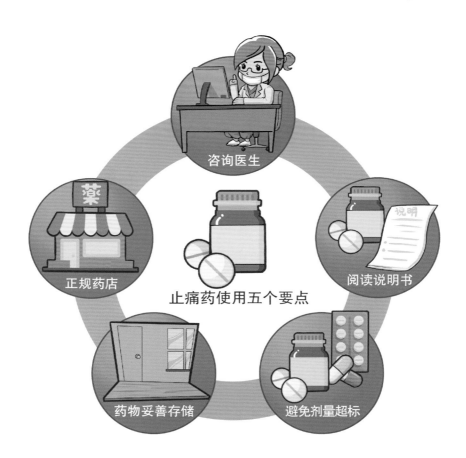

止痛药使用五个要点

咨询医生

阅读说明书

正规药店

药物妥善存储

避免剂量超标

第81问　芬太尼透皮贴是哪里痛就贴哪里吗？

小明：医生，我平时喜欢健身，健身完肌肉有时会很酸痛，但是我又不敢用口服药物缓解，就想着用贴在体表上的贴剂，看看有没有效果。听说芬太尼透皮贴很有效果，能不能在您这里拿几贴回去用呢？

医生：万万不可！肌肉酸痛和芬太尼透皮贴所治疗的疼痛完全不是一个级别。芬太尼透皮贴是用于治疗中度到重度慢性疼痛以及那些只能依靠阿片类镇痛药治疗的难消除的疼痛，如癌痛等。你运动完肌肉酸痛就多拉伸一下，外用药一般使用解热镇痛药贴剂或中药贴剂就可以。

小明：这样啊……医生，这个芬太尼透皮贴是哪里痛就贴哪里吗？具体应该怎么使用呢？我提前了解一下它的临床应用也不是坏事。

医生：很多人会将芬太尼透皮贴贴在疼痛的部位。事实并非如此，因为芬太尼透皮贴是通过皮肤吸收的，所以无论哪里疼痛，都应该贴在薄而平的部位，除了特殊情况，一般选择贴在前胸。这里的皮肤扁平、薄，药物吸收良好。

小明：好的医生，我知道了。

芬太尼透皮贴的使用

1.肥皂清洁皮肤　　2.擦干水分　　3.贴片贴合

第82问　老是一侧头痛，是得了偏头痛吗？

小明：医生，我有一个哥们儿，26岁，头痛6年了。每次头痛发作前先出现眼花，持续10至20分钟，有时先口唇麻木，数分钟后出现头痛，以左侧头痛为主，活动可使头痛加重，严重时伴有恶心、呕吐，每次发作时间持续4小时左右，睡眠后头痛症状缓解或减轻。

医生：一侧头痛可能有多种原因，如偏头痛、局部血压升高、肿瘤、脑动脉硬化和外伤等。其中最主要的原因是偏头痛，要明确这一侧头痛是否经常反复发作，是否具有一定的规律性，比如每月或每年发作多少次等，每次发作持续几个小时，是否1~2天后又消失，如果是这种情况，则应高度怀疑偏头痛。

小明：医生，那偏头痛该怎么治疗呢？

医生：若发现有偏头痛症状，应先前往医院咨询医生，做好相关检查，如体格检查、血液检查等。医生会根据实际情况对症下药，根据偏头痛的严重程度会采取不同的治疗方法。由于个体差异大，用药不存在绝对的最好、最快、最有效，除常用非处方药外，应在医生指导下充分结合个人情况选择最合适的药物。临床治疗偏头痛通常应在症状起始时立即服药。治疗药物包括非特异性止痛药和特异性药物。药物选择应根据头痛程度、伴随症状、既往用药情况等综合考虑，进行个体化治疗。有些特殊情况还可以采取中医治疗、心理治疗等。

小明：好的，有空带我哥们儿来给您看一下。

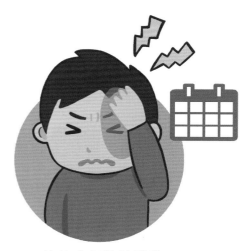

偏头痛规律性发作

第83问　天一冷就关节痛，是得了风湿病吗?

小明：医生，最近天气转凉了，我外公说他天一冷就关节痛，走路、上下楼梯都不方便。我想问一下这种情况是不是得了风湿病啊。

医生：天气冷时关节疼痛可能与骨关节炎、类风湿关节炎等问题有关，需要经专业医生详细询问病情、查体，甚至是进行实验室检查和影像学检查才能明确病因。关节疼痛可以通过理疗、口服药物、康复训练、手术等手段来治疗。如果是膝盖疼痛，也可能是关节退行性改变、半月板磨损、韧带损伤或关节滑液分泌不足等。老百姓口中的"风湿病"不是某一种特定的疾病，而是一类慢性疾病。

小明：医生，那临床上怎么处理关节疼痛呢?

医生：除了针对疼痛进行处理外，若想改善天气寒冷引起关节疼痛的症状，还应在日常生活中注意保暖、避免负重、避免受风着凉，防止症状进一步加重，适当锻炼以增强体质，改善血液循环。症状比较严重时，可以考虑通过药物配合针灸理疗的方法进行治疗处理，必要时还可进行手术治疗，防止后期产生关节活动受限的运动功能障碍。

小明：好的，谢谢医生!

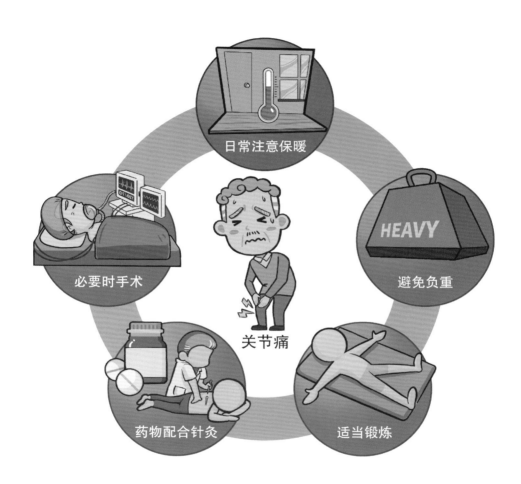

日常注意保暖

避免负重

必要时手术

关节痛

药物配合针灸

适当锻炼

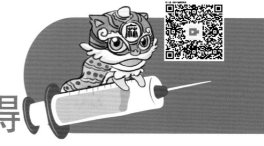

第九章
麻醉与睡眠障碍

深受失眠困扰的小李同学在无数次顶着黑眼圈上课后，实在忍受不了这种状态了，想要寻求解决办法。在听说麻醉技术也能帮助治疗失眠之后，小李同学十分感兴趣，决定找到麻醉医生一问究竟，希望能摆脱"彻夜无眠难入睡，翻来覆去活受罪"的困境。

第84问　什么是睡眠障碍和失眠？

小李：医生，我最近总是睡不着觉，即使睡着了，也睡不安稳，这已经大大影响我的日常生活了。我该怎么办好呢？

医生：看你的样子，失眠已经持续了一段时间，而且也对生活造成不良的影响，你可能是患有睡眠障碍和失眠。

睡眠障碍的范围很广，诱因也很复杂。一般来说，任何跟睡眠与觉醒功能紊乱相关的疾病都属于睡眠障碍，表现为难以进入或维持睡眠的状态、在不恰当的时间进入睡眠、睡太多以及睡眠过程中出现异常行为等。而失眠正是睡眠障碍中最为常见的一种。总的来说，失眠就是长时间难以入眠，即使睡着了也无法睡很久，睡眠质量差，无法做到有效休息，从而影响日常生活的正常运转。失眠可分为慢性失眠、短期失眠和其他失眠。引起失眠的因素也多种多样，常见的因素包括生理因素、心理因素、生活方式因素以及环境因素等等。想要解决问题的话，我们得找到你失眠的原因，以便更好地治疗。

小李：那么除了失眠，睡眠障碍还有哪些呢？

医生：根据国际通用标准，睡眠障碍主要分为七大类，包括失眠、睡眠相关呼吸障碍（因打鼾、呼吸暂停、憋气等导致夜间睡眠片段化）、中枢性嗜睡症、昼夜节律睡眠 – 觉醒障碍（生物钟功能失调）、睡眠异态（睡眠中出现异常动作、行为、情绪）、睡眠相关运动障碍（不宁腿综合征及周期性肢体运动障碍患者均可出现入睡困难、觉醒次数增多、自感睡眠不足或醒后无恢复感等）和其他睡眠障碍。由此可见，影响睡眠的因素十分复杂，如果深受睡眠问题困扰，需要及时寻求专业人士的帮助。

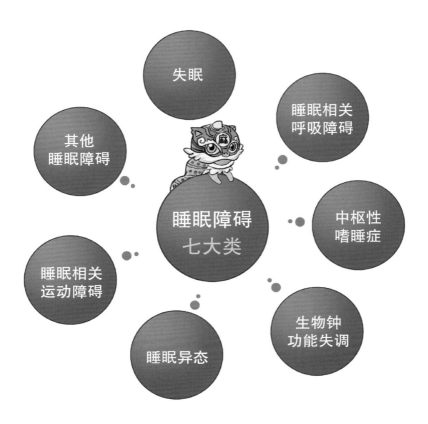

睡眠障碍七大类：失眠、睡眠相关呼吸障碍、中枢性嗜睡症、生物钟功能失调、睡眠异态、睡眠相关运动障碍、其他睡眠障碍

第85问　慢性失眠、长期睡眠障碍的危害有哪些？

小李：唉，医生，不瞒你说，长时间的失眠让我感觉好累，没法好好生活，这样下去，会对我的健康造成什么危害呢？

医生：睡眠就像吃饭一样重要，如果一个人的睡眠长期存在问题，很有可能会引起身心疾病，容易发生肥胖、血压增高等代谢异常。并且容易疲劳，导致生活质量下降，严重的甚至可能会引起认知功能障碍，如感觉迟钝、记忆出错等等。长时间存在失眠问题，即慢性失眠，会对日常生活造成不良影响，具体表现为疲劳或者全身不适感，焦虑不安，注意力难以集中，在记忆、社交、学习等方面存在困难，还可能会导致大脑体积缩小甚至脑萎缩。同时，对于失眠的恐惧往往会引发失眠者内心的恐慌和焦虑，让失眠者陷入一种恶性循环——失眠—担心—焦虑—失眠。长此以往，我们生病的可能性就会增加，不利于身心健康。

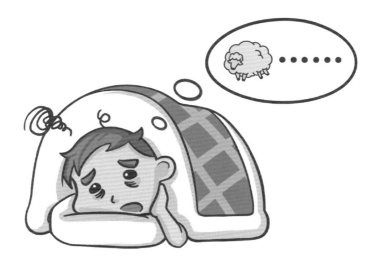

第86问 麻醉医生治疗睡眠障碍有哪些技术手段？

小李：我听说麻醉医生也可以治疗睡眠障碍，那么具体是怎么做的呢？

医生：现在，关于麻醉和睡眠之间的关系还没有彻底弄清楚。但是，睡眠和麻醉有着许多共同的特点，比如我们的意识在失去之后又能恢复，以及我们对外界的感知能力降低。同时有相关研究证明，麻醉药和睡眠通路存在一定的关联。现在，国内不少麻醉医生已经开始研究如何运用麻醉的方法治疗睡眠障碍了。

小李：那么麻醉医生有什么办法可以治疗睡眠障碍呢？

医生：麻醉医生可以通过不同的麻醉药物和治疗方法帮助患者缓解睡眠障碍，同时辅助以心理疏导，比如睡眠平衡疗法。随着麻醉治疗学的不断发展，最近也有"星状神经节阻滞"这个比较

新潮的技术可以有效帮助患者治疗睡眠障碍。不仅如此，我国麻醉与睡眠专家安建雄也提出了治疗失眠的新方法——"多模式睡眠"。

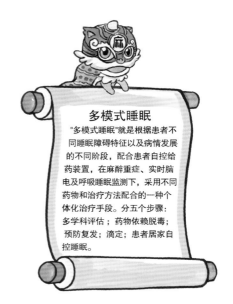

多模式睡眠

"多模式睡眠"就是根据患者不同睡眠障碍特征以及病情发展的不同阶段，配合患者自控给药装置，在麻醉重症、实时脑电及呼吸睡眠监测下，采用不同药物和治疗方法配合的一种个体化治疗手段。分五个步骤：多学科评估；药物依赖脱毒；预防复发；滴定；患者居家自控睡眠。

Q A 第 87 问　星状神经节阻滞治疗失眠的机制是什么？

小李：哇，"星状神经节阻滞"听起来很厉害的样子，这个机制是怎么样的呢？

医生：星状神经节是颈部交感神经节的一部分，它包含支配头部、颈部、上肢及心脏的交感神经节纤维，具有传递信息的作用。而睡眠障碍患者往往具有交感神经功能亢进，副交感神经功能抑制，交感 / 副交感神经功能不平衡的特点。星状神经节阻滞可以暂时关闭星状神经节的神经传导作用，起到调节人的交感神经张力，恢复自主神经系统的平衡的作用。也就是说，"星状神经节阻滞"可以起到一个"重启"的作用，帮助我们的神经恢复正常的状态，从而对失眠起到良好的治疗效果。

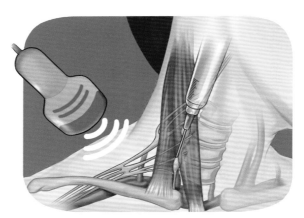

B超引导星状神经节阻滞

Q A 第 88 问　什么是睡眠平衡疗法？

小李：那什么是睡眠平衡疗法呢？

医生：睡眠平衡疗法，又叫麻醉诱导睡眠平衡疗法。简单来说就是指麻醉医生通过麻醉的技术，给患者打上一针，让患者美美地睡上一觉。在治疗过程中，麻醉医生会精确微量注射给药，如丙泊酚、右美托咪定等，可达到安全、有效、无依赖的效果，同时又改善患者的睡眠状况。有相关的研究证明，丙泊酚可以提高睡眠质量，而右美托咪定在提高睡眠质量之余，还可以纠正由失眠引起的认知功能损害。麻醉诱导睡眠平衡疗法不是暂时解决失眠的方法，而是能够在改善脑部血液循环的基础上，调节人体的自主神经功能，诱导出自然的睡眠状态，帮助患者恢复自然的睡眠周期。简单来说，就是重新"教"给大脑睡觉这个技能，并且使之长期保持。

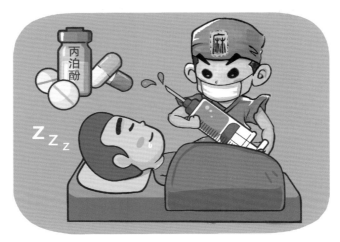

睡眠平衡疗法

Q A 第 89 问　还有哪些方法可以改善睡眠呢？

小李：医生，除了这些，我们平常有什么方法和技巧可以改善睡眠吗？

医生：除了药物介入的方法，我们也可以通过其他手段改善睡眠。首先，保持规律的作息。规律作息可以帮助我们的身体适应特定的睡眠时间，让睡眠时间与生物钟保持协调一致。其次，规律性的锻炼能够促进睡眠。规律的运动锻炼能够促使身体产生血清素，这种化学物质可以帮助我们更好地睡眠，但是要注意运动时间不要和睡眠时间挨得太近，否则可能让睡眠变得困难。然后，养成健康的饮食习惯。有研究表明，高纤维、低热量的饮食可以让睡眠质量更好。最后，保持良好的心态，自觉进行心理调节。大多数失眠是由心理因素引起的，只有积极调整心态，才能更好地进入睡眠状态。

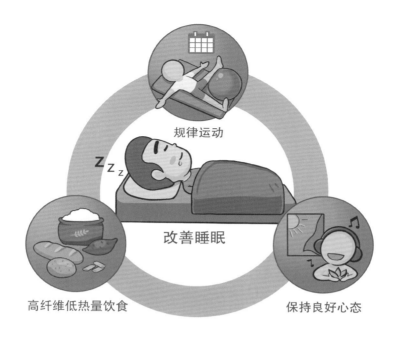

规律运动

改善睡眠

高纤维低热量饮食

保持良好心态

第90问　入睡困难、浅睡眠、早醒分别该如何改善？

小李：医生，我晚上的时候总是很难睡着，早上三四点又会醒来，这该怎么办呢？

医生：入睡困难和早醒都是睡眠障碍的表现。入睡困难和早醒的原因多种多样，有可能是白天的时候压力太大，心事太重；有可能是睡前剧烈的运动导致身体和大脑一直处于兴奋的状态；也有可能是白天睡眠时间过长。想要改善入睡困难和早醒，最重要的是从调整生活方式入手，纠正不良睡眠习惯。必要的时候，可以求助医生，用药物治疗。

小李：医生，除了难入睡、醒得早以外，我的睡眠也比较浅，一些小的动静就能将我吵醒，这要怎么改善呢？

医生：睡眠浅是失眠障碍的表现之一，导致睡眠浅的原因大致可以分为环境因素、生理因素和病理性因素。从环境因素看，睡眠环境的温度、湿度、噪声等，都会影响睡眠的质量，这就需要我们去调整周围的环境，如降噪、调暗光线等。从生理因素看，睡眠浅可能是因为本身的睡眠质量不好，或者睡前大脑过于兴奋，这需要我们做一些睡前放松的活动，比如听催眠曲、泡脚等。从病理性因素看，我们身心上的不适或者疾病都有可能导致我们的浅睡眠，这时候我们需要寻求医生或者专业人士的帮助，对症下药。

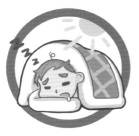

控制白天睡眠时间

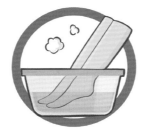

睡前泡脚

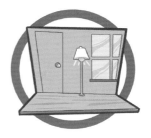

舒适睡眠环境

第91问　安眠药分为哪些种类？可以混用吗？

小李：医生，我们有睡眠障碍的人常常需要安眠药的帮助，我们经常吃的安眠药有哪些呢？

医生：安眠药，又叫镇静催眠药，是一种精神药品。对于失眠症患者来说，安眠药可以作用于人的中枢神经系统，使大脑处于休眠状态，从而帮助患者进入睡眠。安眠药种类繁多，常见的安眠药一般可以分为短效型安眠药、中效型安眠药和长效型安眠药。短效型安眠药主要改善入睡难的症状，也可以改善偶发性、短暂性的失眠症，常见的有唑吡坦和右佐匹克隆等；中效安眠药则适用于睡眠浅或者多梦的人，可以帮助增加睡眠的时间，常见的有艾司唑仑、阿普唑仑等；长效型安眠药主要用于治疗严重的失眠，常见的有氯硝西泮、氟西泮等。值得注意的是，我们要正确使用安眠药，避免产生心理或者生理上的依赖。

小李：有时候我吃了一种安眠药之后，感觉不管用，可以再吃另外一种安眠药吗？

医生：安眠药是安神助眠的药物，一般不能大剂量使用或者混合使用。就像我之前说的，安眠药的使用需要听从医生的指导，绝不能随意服用，以免造成不必要的损害。

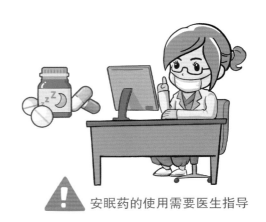

安眠药的使用需要医生指导

第 92 问 如何服用安眠药才既有效又能避免成瘾呢？

小李：啊？安眠药会使人上瘾啊，那我少吃点不就行了？

医生：小李同学，这是千万不可以的呀。对于一些失眠的患者来说，使用适量的安眠药是必要的，这可以提高患者的睡眠质量。但是，只有正确、合理、规范地使用安眠药，我们才能既获得良好的效果，又避免成瘾。

首先，对于安眠药的使用，我们需要在医生的指导下进行，千万不能擅自决定。如果自己擅自减少药量，不仅不能解决失眠的问题，反而可能会使病情反反复复，从而延长服药的时间，增加成瘾的危险性。所以，安眠药的用量是不能够随意增减的。其次，对于安眠药的给药方式，医生一般是按需给药，间歇治疗，而不会连续用药。最后，对于用药疗程，疗程尽可能短会更好。有研究证明，安眠药是否成瘾与单次服用的药量关系不大，关键的是服药的时间。还要注意的是，我们不要随便服用安眠药，失眠的成因多种多样，找到病根，对症下药，这才是最好的方式。

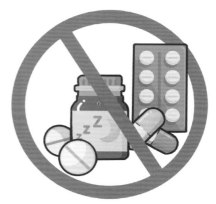

安眠药不能大剂量
或混合使用

第十章
麻醉治疗

　　活泼开朗的张奶奶准备进手术室了，陪伴着她的是一位麻醉医生。张奶奶见离手术开始还有一会儿，便和一旁的麻醉医生唠起嗑来。

　　张奶奶：医生，真是要谢谢你们啊，没有你们麻醉医生的陪伴，我这手术得多痛苦哟！

　　医生：对啊，奶奶。大家都知道手术离不开麻醉，可是您知道吗，其实麻醉也是可以治病的。

　　张奶奶：真的吗？麻醉不就是打了让人睡着了、手术时感觉不到疼痛吗，竟然能治病？

第 93 问　什么是麻醉治疗学?

　　医生：奶奶，您不是说了吗，打了麻醉就可以"不痛"，那么慢性疼痛也是一种疾病，麻醉能够缓解和治疗疼痛，那就可以说，麻醉能治疗疾病了。我们平时吃药、打针、手术都能治病，麻醉也能治病，这就叫作"麻醉治疗"。对于这方面，近年来出现了一个新兴学科叫"麻醉治疗学"，它是指通过运用麻醉药物、方法、技术还有理念来治疗慢性病和一些难治的疾病，最后可以达到长期稳定或治愈疾病的效果。

　　麻醉除了能阻滞感觉神经、运动神经，还能阻滞自主神经。自主神经是人体最底层的操控系统，调控着身体几乎所有器官、系统的功能，例如睡眠相关核团、免疫系统、内分泌系统、消化系统、心血管系统等。也就是说，麻醉治疗学可通过调节自主神经系统功能，治疗多种器官、系统功能紊乱引起的疾病，如失眠、荨麻疹、银屑病、神经性皮炎、更年期综合征、肠易激综合征、快速性心律失常等等。星状神经节阻滞是目前临床应用最广泛、最简单易行的自主神经功能调节疗法，该疗法目前能治疗的临床常见病有 100 多种，随着对它深入的了解，临床适应证还在不断增加。

　　张奶奶：哈哈，长知识了。原来麻醉不只是"无痛"，还能治病。诶……医生，那这个麻醉治疗到底能治什么病呢？

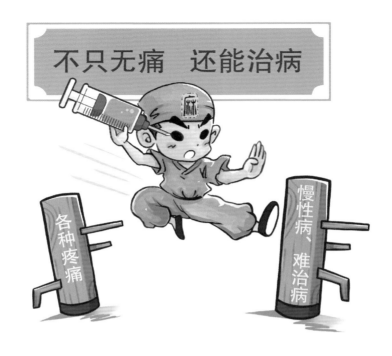

不只无痛　还能治病

第 94 问　麻醉竟然可以治疗偏瘫?

医生:奶奶,您知道偏瘫吗? 就是一种神经损伤引起的疾病,得了偏瘫可能会影响肢体活动;有的人可能会在说话时口齿不清,类似于我们平常说的"大舌头";有的人可能会有视力下降、肢体麻木和疼痛还有记忆力下降等情况,一些严重的患者还可能生活不能自理。针对具体情况,有的患者是可以通过麻醉治疗的。

张奶奶:麻醉竟然可以治疗偏瘫?

医生:是的,根据患者的情况,我们会选择肉毒杆菌毒素、巴氯芬、替扎尼定等药物,这些药物都有松弛局部的肌肉、抑制肌肉痉挛的作用,其实就是我们麻醉过程中使用的肌肉松弛药的原理。另外,在药物治疗无效的情况下,可以通过硬膜外腔穿刺行脊髓电刺激术治疗偏瘫肢体的肌张力障碍。除此之外,麻醉还能治疗银屑病。

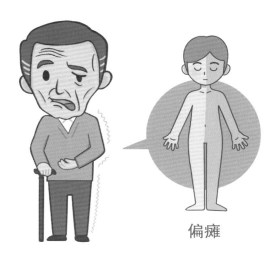

偏瘫

第95问　麻醉竟然可以治疗银屑病？

张奶奶：银屑病？那是啥病啊？麻醉可以治疗偏瘫我能理解，可是这个银屑病怎么通过麻醉治疗呢？

医生：奶奶，牛皮癣是俗称，它的学名就叫银屑病，是一种慢性皮肤病，遗传、环境影响还有免疫的因素都可能导致银屑病，很多情况下也可以理解为是一种过敏现象。银屑病难以治愈、容易复发，而且常常还会伴有心血管疾病和慢性代谢疾病等并发症。得了银屑病的人，一般在头皮、四肢以及后背会出现大小不等的红斑，表面还会覆盖着银白色的鳞屑。目前，通过麻醉治疗银屑病，一般有两种方法，就是硬膜外阻滞和丙泊酚联合东莨菪碱静脉麻醉。

通俗来说，这两种方法的原理都是通过麻醉药物来调节患者身体里的某些神经的功能，让它们不那么"敏感"，减少身体过度的应激反应，从而抑制免疫反应，就能治疗银屑病了。目前，已经证明了这两种方法可以治愈八成以上的寻常型银屑病患者，让鳞屑斑块完全消退。可以说治疗效果是很好的。

张奶奶：这么说，这些麻醉药物用处真多。医生，很多像我这样准备做手术的人，经常会在手术前感到紧张焦虑。而我听完你的讲解，感觉没有先前那么害怕了。

第 96 问　麻醉竟然可以治疗抑郁症？

医生：很多时候，医院的环境、自身的疾病、对手术的应激还有治疗费用带来的压力，都会导致患者甚至患者家属产生焦虑或抑郁的情绪，有的可能还会产生自杀倾向。

张奶奶：啊，这么严重啊。那医生，这种情况该怎么办呢？

医生：面对患者的抑郁情绪，我们首先会根据情况改变我们和患者的沟通方式，也会告诉家属要时刻注意患者情绪，给予安慰和陪伴等等。说起这个，麻醉也能治疗抑郁症。

张奶奶：麻醉竟然可以治疗抑郁症？

医生：理论上来说，抑郁症是涉及神经、免疫、内分泌等多系统的复杂疾病，通常被认为是基因和环境相互作用的结果。可以认为，抑郁症不是简单的心理疾病，并非很多人认为的内心脆弱，而是因为长期的压力使患者的脑区内部发生了变化，一些结构和功能受损。抑郁症的药物治疗就是使用一些特殊药物对这些损伤进行修复。随着现在对麻醉药物研究的不断深入，发现一些麻醉药物可以产生抗抑郁作用，比如氯胺酮。相对于其他的药物，氯胺酮可以发挥快速而且持久的抗抑郁作用，一次使用小剂量的氯胺酮后几个小时就可以产生抗抑郁的疗效，药效能够持续大约一个星期，还能快速减少患者的自杀想法，对难治性抑郁症患者也有一定的效果。

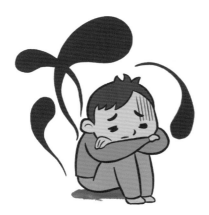

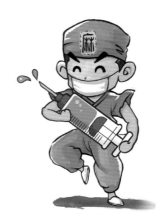

Q A 第97问　麻醉竟然可以治疗孤独症？

张奶奶：原来是这样。可是我还听说，有一种病叫"孤独症"，这个和抑郁症是同一种病吗？

医生：其实不是的，奶奶。孤独症患者被人们称为"来自星星的孩子"。这些孩子最明显的症状就是很少有眼神交流，有的也不像别的小孩那样有好奇心，他们比较喜欢机械重复的东西，而且一旦喜欢上之后，又会没完没了地重复；还有一些小孩会表现为偏食严重、容易摔跤、很难做精细的动作等等。随着现在对麻醉治疗学研究的深入，我们可以通过一些麻醉的方法和药物来治疗孤独症。

张奶奶：麻醉还能治疗孤独症？是不是和治疗抑郁症相类似呢？

医生：虽然目前还没有针对性的特效药，药物治疗属于辅助性的治疗措施，但是一般情况下我们使用的一些抗精神病药和抗抑郁症的药物像利培酮、阿米

替林等都有治疗孤独症的潜能，可以缓解患者不正常的情绪、行为，比如情绪不稳定、自言自语、多动和一些攻击行为等等。目前，七氟烷治疗孤独症取得初步可喜的治疗效果。我们相信，随着麻醉治疗的发展和研究的深入，麻醉药物和治疗方法一定会为将来的治疗提供更多的思路和方法。

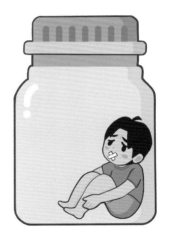

Q A 第98问　麻醉竟然可以治疗渐冻症？

张奶奶：原来，麻醉还能治疗这么多的疾病呢。

医生：奶奶，这就是麻醉治疗学。通过对一些麻醉技术、药物与疾病治疗的研究，我们渐渐发现一些疾病采用麻醉治疗还能达到其他治疗所达不到的良好效果。就比如说渐冻症。

张奶奶：渐冻症？好像听说过，著名的物理学家霍金得的似乎就是这个病。

医生：奶奶，渐冻症是一种比较少见的慢性运动神经元疾病，人们描述它的症状的时候，常常喜欢称之为"灵魂被囚禁在身体里"，可以简单地理解为控制我们运动的最重要的神经罢工了。因此，

得了这个病，肌肉会不断萎缩、无力，最后因为呼吸衰竭而死亡。但是，我们麻醉科就比较特殊，您做手术的时候麻醉医生可以让你"睡着"，那么在治疗渐冻症时，我们麻醉医生也能够让患者进入意识消失状态，进入深度睡眠。这时，身体在这种深睡眠状态下会和清醒状态有很大差异，这样我们就可以治疗很多意想不到的疾病。麻醉治疗渐冻症就是采用深度睡眠的方法，通过改善循环和松弛交感神经，修复患者相关的运动神经元功能，从而阻止病情的发展。

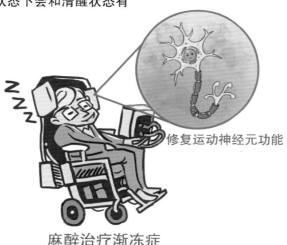

修复运动神经元功能

麻醉治疗渐冻症

第 99 问　麻醉竟然可以治疗青春期痤疮？

医生：对了，奶奶，麻醉还能治疗青春期痤疮呢。

张奶奶：哈哈，青春期痤疮倒是已经和我没啥关系了，不过这似乎是好多年轻人的烦恼，我孙子还说他脸上的是"青春美丽疙瘩痘"。

医生：他说的也挺对的，青春期痤疮俗称"青春痘"，是青少年很常见的一种慢性炎症性皮肤病，一般是由饮食作息不规律、激素分泌不正常、内分泌失调而导致的，容易反复发作，会严重影响青少年的"颜值"，这对青春期的孩子来说可不是小事儿，可能会对他们的心理健康还有生活质量造成较大的影响。麻醉治疗青春期痤疮就是用超声帮助我们找到一串叫星状神经节的神经，然后再扎针进去将麻醉药推注到这些神经周围，对体内的一些神经、内分泌和免疫系统的功能进行调节，从而治疗青春痘并阻止其复发。

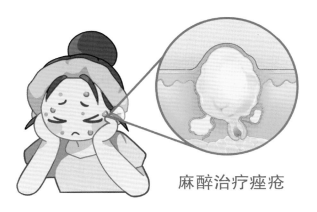

麻醉治疗痤疮

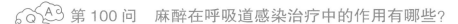

第100问　麻醉在呼吸道感染治疗中的作用有哪些？

医生：我国的麻醉医学发展到今天，已经有了70多年的经验积累，这让我们麻醉科医生在一些重大公共卫生事件、自然灾害和创伤救治等方面具有了全面的应急救治能力，这是其他学科所无法比拟的，尤其是在急危重症救治方面麻醉医生具有很大优势。在麻醉科的日常工作中，我们每天都在进行麻醉、插管，还有各种各样的血管穿刺置管等操作，而且手术过程中还要随时处理手术操作带来的失血、神经反射和羊水栓塞等所导致的肺栓塞和心脏停搏，所以积累了丰富的抢救危重症患者的临床经验，特别是抢救与肺损伤有关的危重患者。现在，呼吸道感染患者逐渐增多，一些有着各种基础病的重症患者也越来越多，面对这些呼吸道感染导致的病理生理改变，我们麻醉学也有很多相应的应对指南。

张奶奶：原来麻醉在治疗呼吸道感染中也能发挥重大作用，那具体是怎样的呢？

医生：奶奶，您听说过"白肺"吗？呼吸道感染后，我们的肺部受到刺激而兴奋，循环压力升高，时间一长，就会使得血管里的血浆大量漏出到肺里面，就产生了我们说的"白肺"。并且，这个兴奋的过程是需要消耗我们体内的能量的，所以会使我们感觉到倦怠、疲惫，还会发高烧。如果不能及时地阻止这个过程，严重的话，一些患者最终可能会因为严重缺氧和二氧化碳逐渐蓄积所导致的严重酸中毒而死亡。

张奶奶：听起来好危险啊，那麻醉医生面对这些情况要怎么办呢？

医生：奶奶，我们在救治这样的危重症患者的时候，最基本的原则就是救治早期要全程麻醉，全程肌肉松弛，也就是通过麻醉的手段，将患者的生命体征彻底控制在"理想麻醉状态"的水平。

张奶奶：为什么要全程麻醉？

医生：奶奶，全程麻醉就是说我们在抢救的整个过程都要让患者"毫无知觉"地睡着。这是因为，一些危重患者在临终前，如果一直都很清醒，就会长期处于恐惧、焦虑、抑郁、失眠等各种负面情绪的影响之中，并且消耗氧气的量会急剧增加，甚至直接加速患者的死亡。况且患者本身因为严重的肺损伤，呼吸功能就已经下降了，因此重症 ICU 的抢救效果不佳就很好理解了。但是，一旦患者处于麻醉状态下，就会像睡着了一样，那么前面讲到的这些负面影响都会被麻醉阻断，机体代谢率降低到正常的基础代谢水平，就可以明显改善患者病症，为患者的恢复创造有利条件。

张奶奶：医生，原来麻醉治疗是这么了不起！虽然有很多病的治疗还在不断的探索和研究之中，但是我相信，随着麻醉治疗学逐步应用在实践中，一步步推广之后，麻醉治疗学一定会帮助更多的患者摆脱疾病，麻醉治疗学的意义也会被越来越多的人熟知……麻醉治疗学的未来，一定会大放异彩！

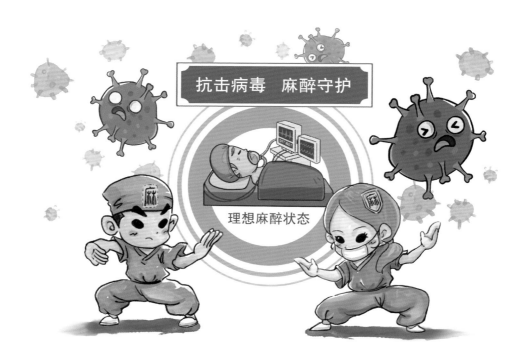

抗击病毒　麻醉守护

理想麻醉状态